吴 萍 蒋晓红 张 文 赖 珺 主编

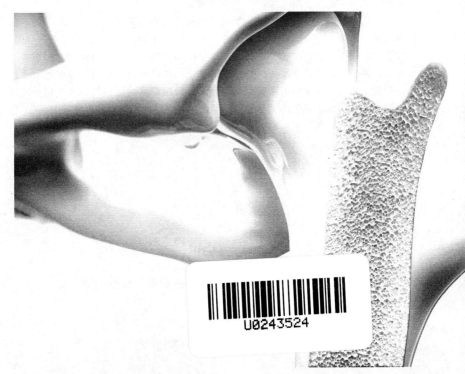

U0243524

关爱骨骼，守护健康
——骨质疏松症防治160问

化学工业出版社

·北京·

内容提要

俗话说，"人老腰腿先老"。您是否有腰酸背痛、腿脚乏力、上楼费劲，或因摔倒、咳嗽、轻微活动等而骨折的困扰。你想知道骨质疏松症的来龙去脉吗？你想了解如何预防骨质疏松症吗？你想了解如何治疗骨质疏松症吗？你想知道怎么补钙？你想知道除了补钙外，还需要使用哪些药物？本书全方位地对上述问题做了介绍，旨在帮助大家更好地理解骨质疏松症的防治知识和技能，能够重视骨质疏松症，早预防、早发现、早治疗，更好地进行自我管理并提高疗效。

该书融科学性、实用性、通俗性、趣味性于一体，适合骨质疏松症患者和家属阅读、参考。

图书在版编目（CIP）数据

关爱骨骼，守护健康：骨质疏松症防治 160 问/吴萍等主编. —北京：化学工业出版社，2020.10
ISBN 978-7-122-37411-0

Ⅰ.①关…　Ⅱ.①吴…　Ⅲ.①骨质疏松-防治-问题解答　Ⅳ.①R681-44

中国版本图书馆 CIP 数据核字（2020）第 129559 号

责任编辑：戴小玲　　　　　　　文字编辑：李　媛
责任校对：边　涛　　　　　　　装帧设计：张　辉

出版发行：化学工业出版社（北京市东城区青年湖南街 13 号　邮政编码 100011）
印　　装：大厂聚鑫印刷有限责任公司
880mm×1230mm　1/32　印张 6　字数 117 千字
2020 年 10 月北京第 1 版第 1 次印刷

购书咨询：010-64518888　　　售后服务：010-64518899
网　　址：http://www.cip.com.cn
凡购买本书，如有缺损质量问题，本社销售中心负责调换。

定　　价：39.00 元

本书编委会

主　　编　吴　萍　蒋晓红　张　文　赖　珺
主　　审　项守奎

《龙城科普系列丛书》编委会

主　　任　宋　平
副 主 任　王　彬　张荃兴　王广宝　芮云峰
编　　委　鲁玉凤　李凯虎　张淑波　念保顺
　　　　　沈　戈　丁小平

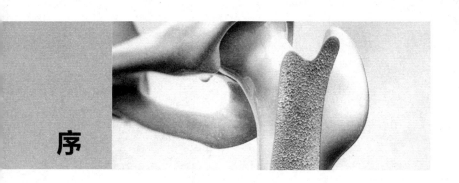

序

　　健康是幸福之源，发展之基。实现全民健康，不仅需要卫生健康工作者做好疾病预防与诊疗工作，更需要每个公民主动学习，自觉行动，成为健康理念的践行者、传播者和受益人。

　　传播药物健康知识，提倡科学用药，常州卫生健康工作者责无旁贷。近年来，常州市各家医院药师们以传播药物健康知识、促进群众科学用药为己任，积极开展"天使志愿者"品牌服务。他们"致广大而尽精微，极高明而道中庸"，以国际视野探求专业之宽广博大，以善问好学穷尽药学微观精微之妙，博古知今，笃实厚道，将深奥的理论知识用浅显生动的文字记录传播。精心编写了这套"健康常州行——药师进万家"科普丛书。丛书以通俗的文字、生动的图片、丰富的案例，较为科学、全面、系统地介绍了与群众息息相关的各类药品的使用知识以及健康文明的生活方式，有很强的指导性和实用性。本书的辑成必将对提高人民群众的健康提供有益的帮助。让我们带着把健康融入人们日常生活的社会责任感，为建设"健康常州"继续砥砺前行，努力奋斗！

常州市卫生健康委员会书记、主任
朱柏松

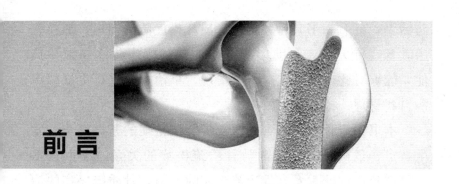

前言

对于每一个人来说，衰老是不可避免的，就像时间之箭不可阻挡一样。到了一定的年纪，细纹自然爬上面庞，乌丝里开始长出白发……除了皱纹这样的岁月痕迹，还有一种容易被忽视的衰老，静悄悄地来、无声无息地到，它就是骨骼的衰老。骨骼的衰老表现则是骨质疏松症。骨质疏松症是一种渐进性的、以骨组织退行性改变为主的全身代谢性骨骼疾病。近年来，我国骨质疏松症发病率直线上升。2018年中国居民骨质疏松症流行病学调查，50岁以上人群中，女性每3人就有1人患病，男性每16人就有1人患病。俗话说，"人老腰腿先老"，生活中，很多中老年朋友或多或少都受到骨质疏松症的困扰，常有腰酸背痛、腿脚乏力、上楼费劲等表现，还会因摔倒、咳嗽、轻微活动等而发生骨折。

虽然骨质疏松症是一个常见病、多发病，很多人对它的认识和了解还是有些模糊不清，同时还存在着诸多误区。青年人认为与自己无关，中老年人则认为人老必然骨脆，从而对此听之任之，随其发展。那么，骨质疏松症是不是可防可控呢？怎样才能拥有坚强的骨骼，养得一身"清奇健骨"呢？为此，我们编写《关爱骨骼，守护健康——骨质疏松症防治160问》一书，旨在普及骨质疏松症防治知识，加强健康教育宣传力度，帮助大家更好地理解疾病防治知识和技能，能够对此疾病早预防，早发现、早治疗，进行更好的疾病自我管理，提高治疗效果。

　　本书将从骨骼的基本知识，骨质疏松症的基础概念、发生特点、危险因素，钙剂与骨质疏松症的关系，维生素 D 与骨质疏松症的关系，骨质疏松症的预防，骨质疏松症的治疗等多方面入手，采用问答的方式，详尽地解答骨质疏松症的相关问题。力求通俗易懂、简明扼要、科学实用。希望本书能成为广大骨质疏松症患者的"家庭小医生""健康小顾问"。因编者水平有限，如有不当之处敬请多多指正。

吴萍

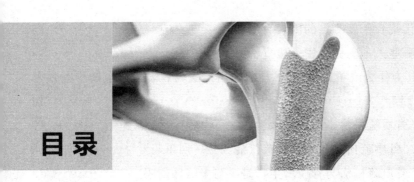

目录

第一章　认识骨质疏松症，从认识骨骼开始

1. 骨骼是由什么构成的? ·················· 1

2. 骨骼有什么作用? ·················· 2

3. 随着年龄的增加，骨骼有什么样的改变? ·················· 3

4. 人体骨骼是如何进行代谢的? ·················· 4

5. 骨吸收的影响因素有哪些? ·················· 5

6. 骨形成的影响因素有哪些? ·················· 6

7. 骨骼是如何进行钙化的? ·················· 6

8. 骨骼在老化过程中怎样变化? ·················· 7

第二章　掀开骨质疏松症神秘的面纱

1. 骨质疏松症是什么? ·················· 8

2. 骨质疏松症，是常见疾病吗? ·················· 9

3. 骨质疏松症怎么分类? ·················· 10

4. 哪些症状，提示有骨质疏松症? ·················· 11

5. 骨质疏松症，要做哪些检查? ·················· 13

6. 常见测量骨密度的方法有哪些? ·················· 13

7. 哪些人建议进行骨密度检查? ·················· 14

8. 干扰骨密度测量的因素有哪些？ ·············· 15

9. 哪些人不宜做骨密度检查？ ·············· 16

10. 为什么说年过 50 岁，长期服用抗酸药者，建议定期检查骨密度？ ·············· 16

11. 骨质疏松症，中医怎么看？ ·············· 17

12. "骨质疏松"与"骨质疏松症"是一回事吗？ ·············· 18

13. 骨质疏松症与骨质增生，是少与多的区别吗？ ·············· 19

14. 骨质疏松症，为什么没有被重视？ ·············· 19

15. 骨质疏松症，到底要不要看医生？ ·············· 20

16. 骨质疏松症，对生活有哪些影响？ ·············· 21

17. 骨质疏松症，可以通过自我观察发现吗？ ·············· 22

18. 如何进行家庭骨质疏松症自我检测？ ·············· 23

19. 患骨质疏松症，后果有多严重？ ·············· 26

20. 骨质疏松性骨折的风险怎么预测？ ·············· 27

21. 骨质疏松症骨折好发部位是哪里？ ·············· 27

22. 人老骨脆是自然规律，亡羊补牢还来得及吗？ ·············· 28

第三章　骨质疏松症，悄悄地，你来了

1. 骨质疏松症，危险因素有哪些？ ·············· 30

2. 骨质疏松症的遗传因素起决定性作用吗？ ·············· 31

3. 骨质疏松症，男女患病概率有何不同？ ·············· 32

4. 老年人是骨质疏松症重灾区吗？ ·············· 34

5. 绝经后女性易患骨质疏松症吗？ ·············· 36

6. 骨质疏松症，年轻人也需要拉响警钟吗？ ·············· 37

7. 哪些疾病会引起骨质疏松症？ ·············· 38

8. 哪些药物可能导致骨质疏松症？ ·············· 40

9. 看脸也可以看出来骨质疏松症吗？ ·············· 40

10. 孕期会得骨质疏松症吗？ •••••••••••••••••••••••••••••• 41

11. 频繁生育与骨质疏松症之间的关系是怎样的？ •••••••••• 42

12. 儿童会有骨质疏松症吗？ •••••••••••••••••••••••••••••• 42

13. 早产儿成年后骨质疏松症风险大吗？ •••••••••••••••••• 44

14. 骨质疏松症的发生与季节有关吗？ •••••••••••••••••••• 45

15. 远离环境污染，可预防骨质疏松症吗？ •••••••••••••••• 45

第四章　不良生活习惯，请走开

1. 爱吃油腻食物，容易引起骨质疏松症？ •••••••••••••••• 47

2. 高糖、高脂饮食，与骨质疏松症有关？ •••••••••••••••• 48

3. 过多吃醋，会损伤骨头？ •••••••••••••••••••••••••••••• 48

4. 过量嗜茶与骨质疏松症有关？ •••••••••••••••••••••••• 49

5. 过度饮酒与骨质疏松症有关？ •••••••••••••••••••••••• 50

6. 吸烟与骨质疏松症有关？ •••••••••••••••••••••••••••••• 51

7. 喝咖啡会导致骨质疏松症吗？ •••••••••••••••••••••••• 52

8. 过量饮用碳酸型饮料会导致骨质疏松症？ •••••••••••• 53

9. 长期坐办公室，也会得骨质疏松症？ •••••••••••••••••• 54

10. 保持日常生活活动中的良好姿势对骨质疏松症患者有何

　　 改善？ •• 55

第五章　钙质与骨质疏松症

1. 钙对身体有何益处？ •••••••••••••••••••••••••••••••••• 59

2. 缺钙可导致什么疾病？ •••••••••••••••••••••••••••••••• 60

3. 骨钙丢失与衰老是怎样的关系？ •••••••••••••••••••••• 61

4. 钙在人体内有哪几种存在形式？ •••••••••••••••••••••• 62

5. 钙在人体内是如何运转的？ •••••••••••••••••••••••••• 62

6.饮食中的钙是怎样被人体吸收的？ ……………………… 63

7.影响钙吸收的食物和药物因素有哪些？ ……………… 64

8.每日需摄入多少毫克钙，才能满足日常需要呢？ …… 65

9.食物补钙怎么补？ …………………………………… 67

10.喝骨头汤能补钙吗？ ………………………………… 69

11.吃盐与补钙矛盾吗？ ………………………………… 70

12.补钙首选保健品，对吗？ …………………………… 71

13.市场上的常见补钙制剂药物有哪些？ ……………… 73

14.常见药物钙剂特点是什么？ ………………………… 74

15.选择药物补钙制剂时，如何看懂"配料表"？ ……… 75

16.补钙制剂到底该如何吃？ …………………………… 76

17.钙片没有不良反应吗？ ……………………………… 77

18.补钙过多有副作用吗？ ……………………………… 77

19. 血钙不低说明没有骨质疏松症，因而也就不需要
    补钙吗？ …………………………………………… 78

20.有骨质增生，不能补钙吗？ ………………………… 79

21.长期补钙，会补出肾结石吗？ ……………………… 79

22.孕期需要补钙吗？ …………………………………… 80

23.孕期什么时候开始补钙比较适合？ ………………… 81

24.妊娠中晚期后经常出现腿抽筋是缺钙引起的吗？ …… 83

25.妊娠晚期继续补钙会不会造成胎儿头太硬，生不出来？ … 83

26.听说补钙会让胎盘钙化？ …………………………… 84

27.哺乳期要补钙吗？ …………………………………… 84

28.儿童需额外补充钙制剂吗？ ………………………… 85

29.判断儿童缺钙与否，有检查指标吗？ ……………… 86

30.如何判断儿童是否缺钙？ …………………………… 86

31.骨质疏松症都是缺钙造成的，单纯补钙就能治好吗？ …… 87

第六章　维生素 D 与骨质疏松症

1. 只补钙忽视维生素 D，对吗？ •••••••••••••••••••••••• 89

2. 维生素 D 有哪些作用？ •••••••••••••••••••••••••••• 90

3. 人体维生素 D 来源有哪几种？ •••••••••••••••••••••• 90

4. 正常人每天需要多少维生素 D？ •••••••••••••••••••• 91

5. 哪些因素可能会导致维生素 D 缺乏？ •••••••••••••••• 92

6. 怎么知道维生素 D 缺乏不缺乏？ •••••••••••••••••••• 93

7. 维生素 D 缺乏高危人群怎么补？ •••••••••••••••••••• 94

8. 哪些食物可以补充维生素 D？ •••••••••••••••••••••• 95

9. 市面上维生素 D 的种类有哪些？ •••••••••••••••••••• 95

10. 维生素 D 的应用注意事项有哪些？ •••••••••••••••••• 97

11. 维生素 D 类与其他药物的相互作用有哪些？ •••••••••• 97

12. 使用维生素 D 应注意哪些原则？ •••••••••••••••••••• 98

13. 青睐"多合一"维生素，对吗？ •••••••••••••••••••••• 99

14. 老年人预防骨质疏松症补充维生素 D 比钙剂更重要？ ••••• 99

第七章　知否，知否，骨质疏松症应是防胜于治

1. 为什么骨质疏松症的预防比治疗更重要？ •••••••••••• 101

2. 防治骨质疏松症的目标是什么？ •••••••••••••••••••• 101

3. 怎样预防骨质疏松症？ •••••••••••••••••••••••••••• 102

4. 骨质疏松症，如何在源头上扼杀（一级预防）？ •••••••• 103

5. 骨质疏松症如何早发现、早诊断、早治疗（二级预防）

呢？ •• 104

6. 什么是骨质疏松症的综合防治（三级预防）？ •••••••••• 104

7. 为什么说合理膳食均衡营养是防治骨质疏松症的基

础？ •• 105

8. 为何预防骨质疏松症需吃富含钙的食物？ •••••••••• 105

9. 老年人每天从饮食中获得的钙量足够吗？ •••••••• 106

10. 导致缺钙的因素有哪些，人们为什么会缺钙呢？ •••••••• 107

11. 补钙的最佳年龄段应该是什么时候？ •••••••••• 108

12. 日常生活中如何正确补钙？ •••••••••• 108

13. 让补钙效果"打折"的因素有哪些？ •••••••••• 110

14. 如何判断自己是否缺钙？ •••••••••• 111

15. 服用钙片应注意的事项有哪些？ •••••••••• 112

16. 治疗骨质疏松症等于补钙，对吗？ •••••••••• 113

17. 骨质疏松症，喝牛奶就可以防治了吗？ •••••••••• 113

18. 为什么要经常晒太阳？ •••••••••• 114

19. 为什么说注重补充蛋白质可预防骨质疏松症？ •••••• 115

20. 为什么说注重补充维生素 C 可预防骨质疏松症？ •••• 117

21. 维生素 A 对骨骼健康有何作用？ •••••••••• 117

22. 维生素 K_2 对骨骼健康有何作用？ •••••••••• 117

23. 为什么说健康骨骼需要镁元素？ •••••••••• 118

24. 氟在骨骼健康中起到怎样的作用？ •••••••••• 119

25. 为什么说经常运动锻炼有助于预防骨质疏松症？ ••• 119

26. 青少年应采取何种骨骼健康运动方案？ •••••••••• 120

27. 预防骨质疏松症应采取哪种运动方式？ •••••••••• 120

28. 对于慢性腰背疼痛的患者应采取何种运动方式呢？ ••••• 121

29. 预防骨质疏松症有没有最佳或者是最应该注意的
时期呢？ •••••••••• 122

30. 跌倒的危险因子有哪些？ •••••••••• 123

31. 常见的易致跌倒的药物有哪些呢？ •••••••••• 124

32. 跌倒非小事，怎样预防是关键？ •••••••••• 125

第八章　骨质疏松症的治疗

1. 轻松应对骨质疏松症的"四大法宝"是什么？ •••••••••• 127

2. 在骨质疏松症治疗中，如何调整生活方式？ •••••••• 127

3. 如何通过科学运动来防治骨质疏松症？ •••••••••• 128

4. 骨质疏松症的药物治疗有哪些？ •••••••••• 130

5. 如何理解骨质疏松症治疗药物中的"三大金刚"？ •••••• 131

6. 什么样的患者需要给予抗骨质疏松症药物治疗？ •••••••• 132

7. 什么时候开始给予药物治疗？药物治疗需要维持多长

   时间？ •••••••••••••••••••••••• 133

8. 选择什么样的抗骨质疏松症药物治疗？ •••••••• 134

9. 如何评价抗骨质疏松症药物疗效？ •••••••••• 134

10. 为什么通常情况下双膦酸盐是骨质疏松症初始治疗的首选

    推荐？ •••••••••••••••••• 135

11. 双膦酸盐类药物不适用于哪些患者？ •••••••• 136

12. 目前已有的双膦酸盐类药物包括哪些？ •••••••• 137

13. 双膦酸盐类药物中哪种最好？ •••••••••••• 138

14. 口腔手术前后能使用双膦酸盐类药物吗？ •••••••• 139

15. 为什么使用双膦酸盐类药物有那么多讲究？ •••••••• 140

16. 双膦酸盐类药物多长时间起效？能长期用吗？ •••••••• 141

17. 双膦酸盐类药物的不良反应有哪些？ •••••••• 142

18. 为什么降钙素类药物能用于骨质疏松症的治疗？ •••••• 143

19. 降钙素类药物的适应人群有哪些？ •••••••••• 143

20. 不同降钙素类药物如何选用？ •••••••••••• 143

21. 降钙素类药物的使用注意事项有哪些？ •••••••• 144

22. 绝经激素治疗的优点是什么？ •••••••••••• 145

23. 绝经激素治疗的缺点有哪些？ •••••••••••• 146

24. 用还是不用绝经激素治疗？ •••••••••••• 146

25. 如何正确使用绝经激素治疗？ …………………… 147

26. 天然雌激素比合成雌激素更好吗？ ……………… 147

27. 为什么除了雌激素，还要服用孕激素？ ………… 148

28. 雌激素如何与孕激素联用？ ……………………… 149

29. 为什么除了服用雌激素，还要服用雄激素？ …… 150

30. 植物雌激素能否用于绝经后骨质疏松症治疗？ … 150

31. 绝经激素治疗中"三体合一"的药物是谁？ …… 151

32. 常用的激素类药物的用法用量及注意事项是什么？ … 153

33. 骨质疏松症时应如何进行绝经激素治疗的疗效监测？ … 154

34. 男性骨质疏松症和老年男性骨质疏松症可以用雄激素
    治疗吗？ …………………………………………… 155

35. 雷洛昔芬是不是雌激素？ ………………………… 156

36. 雷洛昔芬治疗期间为何出现子宫出血？ ………… 157

37. 甲状旁腺素类似物治疗骨质疏松症的特点是什么？ … 157

38. 雷奈酸锶的使用注意事项有哪些？ ……………… 159

39. 含有四烯甲萘醌的保健品也能用于骨质疏松症
    治疗吗？ …………………………………………… 160

40. 中药治疗骨质疏松症靠谱吗？ …………………… 160

41. 联合用药是否更佳？ ……………………………… 161

42. 令人无比焦虑的抗骨质疏松症药物不良反应有哪些？ … 164

43. 肝肾功能不全会对抗骨质疏松症药物治疗产生
    影响吗？ …………………………………………… 164

44. 保健品可以治疗骨质疏松症吗？ ………………… 166

45. 海外代购的药品是否比国内的药品更好？ ……… 167

46. 老年性骨质疏松症治疗有何特殊推荐？ ………… 168

47. 特发性青少年骨质疏松症如何治疗？ …………… 168

48. 糖皮质激素性骨质疏松症如何治疗？ …………… 169

49. 炎症性肠病（IBD）相关性骨质疏松症如何治疗？·········· 170

50. 康复治疗在骨质疏松症治疗中有何重要的作用？·········· 171

51. 骨质疏松症患者是否需要进行心理治疗？··············· 172

参考文献

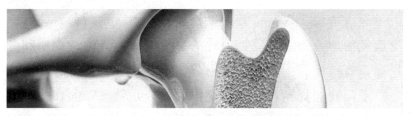

第一章 认识骨质疏松症，
从认识骨骼开始

 1. 骨骼是由什么构成的?

1985 年，德国著名物理学家威廉·康拉德·伦琴发现 X 射线，并用这种射线拍摄了自己夫人的手掌骨。这个发现为我们能够看到自己的骨骼奠定了基础。骨骼是人体最坚硬的器官，约占人体重量的 14%。

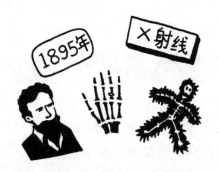

骨骼是如何构成的呢？骨与骨连接形成骨骼，先来看看骨的结构吧，骨由三部分构成。①骨膜：分内外两层，由纤维结缔组织构成，含有丰富的神经和血管，外层的胶原纤维束可穿入骨质，以支持骨的生长和再生。就是营养骨头、感受痛觉的地方。②骨质：为骨的主要成分，分为骨皮质和骨松质，有抗压、承受重量作用。③骨髓：是造血的地方。

上面我们提到，骨的主要构成部分是骨质，而在构成骨的骨质中，外层是骨皮质，质地致密坚硬；内层是骨松质，质地疏松。不论骨皮质，还是骨松质，骨的构成成分都是有机物和无机物。约 1/3 骨成分由有机基质组成，其中主要成分是胶原蛋白、黏多糖等；约 2/3 由无机矿物质所组成，主要成分是钙和磷。

骨骼的形成，大致经过这样的过程，首先是有机基质框架的产生，这个有机框架主要由蛋白质组成，然后钙、磷等矿物质要沉淀到这个框架中，进而形成了坚硬的骨骼。

在骨质疏松症发生时，一般首先在骨松质造成骨量丢失，逐渐发展到骨皮质，渐渐地进展成全身性、多部位骨质疏松症。

2. 骨骼有什么作用？

（1）机械功能　脊柱是人体的"顶梁柱"，负责支撑人体，维持形体挺拔，支配肢体运动。

（2）保护内脏。

（3）参与代谢　骨骼是人体中最大的钙储存仓库，是调节人体钙、磷代谢的重要器官。

拥有强健的骨骼是身体健康的保障。如果人体长期处于缺钙状态，为了让血钙水平能稳定在正常范围之内，机体就会先代偿性地从骨骼库中释放存储的钙进入血液。久而久之，如果体内钙被消耗又没有得到很好地补充，就会导致骨质疏松症的发生，造成骨骼易脆、衰老。

 3. 随着年龄的增加，骨骼有什么样的改变?

　　人体的骨骼是不断地在进行着新陈代谢的，它们周而复始地分解、修复、再生、重建，这就是所谓的骨骼重建。骨骼的具体重建过程在人的不同时期而有所不同：幼年时期，骨骼形成的速度快于分解速度；青春期体内激素大量分泌，使得大量的新骨积聚，特别是在骨皮质上积聚更为明显。就如工人在工厂拼命地工作，创造资产一样。这一阶段的孩子生长发育迅速；青春后期以及刚成年的时候，新骨生成的现象仍然持续，这一过程发生在骨松质，使得体内的骨密度大幅度增加；35 岁以后，形成骨骼的过程减慢，这是由于钙质从骨骼中移出的量比积聚的量多，所以骨量会开始减少，同时骨基质也随之减少。这就如工人生产的资产太多，不经意间惹来了小偷的觊觎，小偷会乘没人开门的时候进入工厂偷资产。妇女在停经后，因为雌性激素分泌减少而使骨质流失的速度加快（图 1.1）。这又好比工人停工，小偷来袭，资产只出不进。

　　前面笔者提到，骨量丢失的情况一开始主要表现在骨松质，首先造成骨骼的内层疏松，同时外层的骨皮质也在逐渐变薄。因此骨骼变得脆弱，容易发生骨折。所以说，骨量加

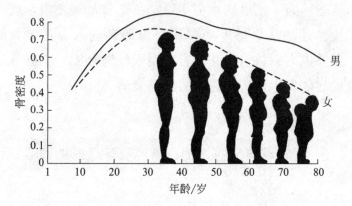

图 1.1　骨骼的生长发育和衰老规律

速丢失容易导致骨质疏松症。

4. 人体骨骼是如何进行代谢的?

　　骨骼是一种有生命的组织，在人的一生中，骨组织一直在不断地代谢、更新，一方面老的骨组织不断地被去除；另一方面新的骨组织不断地在产生。这一过程也是上文提到的骨骼重建过程。骨骼这种重建活动对于维持骨骼结构，调节血钙、血磷在人体内的平衡是不可或缺的。它也是人体整个代谢活动的一部分，会受到人体内神经、内分泌、饮食习惯及运动等多种因素的影响。具体来说，骨组织不断进行改建的复杂过程就是骨骼的代谢活动过程，这种复杂过程具体包括骨吸收和骨形成两个方面，正常发生顺序为：骨激活→骨吸收→骨形成。

　　首先，某些条件激活参与骨吸收的破骨细胞，溶解骨基质，把钙从骨中移出，形成骨吸收；接着，在骨吸收的表面会形成成骨细胞，成骨细胞合成非矿化的骨基质，同时体内钙被转运至钙化区；最后，钙、磷结晶逐渐沉积到骨基质中，钙化骨基质，最终形成骨组织（图1.2）。在上述骨活动过程中，每天都有一定量的骨组织被吸收，又有相当数量的骨组织新合成，两者之间保持着动态平衡。在骨吸收活动大于骨形成活动时，就会出现骨丢失，容易发生骨质疏松、骨软化等情况；当有骨形成活动而无相应的骨吸收活动存在时，则可出现骨质硬化。一般来说，完成一次骨骼重建需要3～6个月的时间。然而事实上，骨的代谢过程受到体内多因素的调节，钙、磷、镁、一些内分泌激素和维生素等多种因素在这个过程中都发挥着重要作用。所以，当体内这些因素发生异常时，就可造成骨代谢的紊乱。

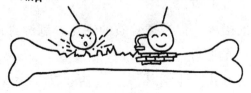

图1.2　骨骼重建

 5. 骨吸收的影响因素有哪些？

（1）妊娠和哺乳　骨吸收增加。

（2）雌激素　雌激素缺乏时，破骨细胞增多，骨吸收增加。

（3）活性维生素 D　促进钙结合蛋白生成，增加肠钙吸收，骨吸收减少。

（4）降钙素　破骨细胞上的降钙素受体有抑制破骨细胞分化、成熟和活性，降低骨吸收的作用。

（5）甲状旁腺素　一般作用于破骨细胞，促进破骨细胞的活性，使骨吸收增加。

（6）细胞因子　白介素-6 促进破骨细胞的活性，使骨吸收增加；转化生长因子 β 和肿瘤坏死因子促进骨吸收。

 6. 骨形成的影响因素有哪些?

（1）遗传因素　基因多态性包括受体基因、细胞因子、易感基因促进骨形成。

（2）钙的摄入　促进类骨质的钙化，刺激骨形成。维生素 D 可促进钙的吸收。

（3）生活方式与生活环境　包括运动、饮食、日照等。合理均衡的膳食，加强运动，勤晒太阳都可促进骨形成。

 7. 骨骼是如何进行钙化的?

骨骼的钙化是指无机盐有序地沉积于有机体内的过程。具体过程如下：首先是骨胶原基质的形成；继之在多种物质，如磷酸酶、蛋白多糖、黏多糖和其他离子的作用下，钙和磷相结合形成羟基磷灰石，沉积于胶原纤维的特定部位；最初沉积的磷酸钙盐是非晶体状的，之后逐渐形成羟基磷灰石结晶。在骨的钙化过程中，甲状旁腺素、降钙素和维生素D也参与调节，提供适宜的血钙、磷浓度。

8. 骨骼在老化过程中怎样变化?

成年后，人体骨骼的长度不再发生变化，但内部结构不会静止不变。随着年龄、饮食、作息、运动习惯等变化，骨的内部结构也在不断变化着。等到一定年龄，骨骼就慢慢开始老化。骨骼的老化具体表现在哪些方面呢，总的来说，包括以下几个方面。

（1）骨骼中水分增多　骨骼的钙化程度与骨骼中的水分有一定关系。骨钙化程度高时，骨内部的含水量减少。到50岁以后，骨钙化程度降低，因此人在50岁以后骨中的含水量较50岁以前增多。

（2）无机矿物质减少　50岁以后，骨中的钙含量会渐渐减少，而磷含量变化不大。

（3）有机基质发生变化　黏多糖蛋白减少，氨基酸减少，胶原纤维增多。

（4）单位体积内骨质的含量减少　骨量随着年纪增大而减少，慢慢地就会发生骨质疏松。

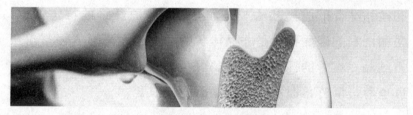

第二章　掀开骨质疏松症神秘的面纱

1. 骨质疏松症是什么?

要说临床上最常见的骨骼疾病是什么,那非骨质疏松症(osteoporosis,OP)莫属了。一提到骨质疏松症,很多人对这个名词并不会觉得很陌生。常见的腰酸背痛、小跌小撞就骨折,都有可能是骨质疏松"惹的祸"。那么,究竟什么是骨质疏松症呢?在介绍骨质疏松症的定义之前,让我们一起先来看下面这两张图,左边是健康骨骼,右边是骨质疏松症患者的骨骼(图2.1),相信大家一眼就可以看出二者的不同。

我们可以看到,左边健康的骨骼内部,骨质排列整齐紧密,右面骨质疏松的骨骼,骨质内部结构稀疏紊乱。正常健康的骨骼,除非遇到比较强的外力冲击才会发生骨折,而骨质疏松症的骨骼,因为结构破坏、骨量稀疏、脆性增加,受外力被"折断"的风险比正常骨骼大得多。甚至可能有时只是轻轻地摔了一跤,或只是咳了几声就骨折了!

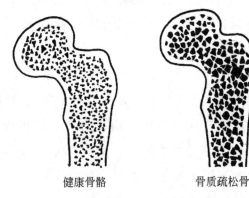

健康骨骼　　　　　骨质疏松骨骼

图 2.1　健康骨骼与骨质疏松骨骼的对比

《原发性骨质疏松症诊疗指南（2017 年）》中这样定义骨质疏松症：骨质疏松症是一种以骨量低，骨组织微结构损坏，导致骨脆性增加，易发生骨折为特征的全身性骨病。骨质疏松症，顾名思义，就是骨头质量变得稀疏松软，打一个简单的比喻，健康的骨骼就好比是刚从地里拔出来的萝卜，如果在家里放置的时间过长，萝卜自然会变糠。有骨质疏松的骨骼就和放置过久的糠萝卜一样。缺钙的时间越久，骨质疏松症越严重，骨质量就越差。如果您被医生诊断为骨质疏松症，实际上是给您拉响了两个警报：一是您的骨头质量不如以前了；二是您需要当心骨折的发生。

 2. 骨质疏松症，是常见疾病吗？

骨质疏松症是一个世界性的、患病人群不断增加的骨骼健康问题。2018 年国家卫生健康委员会对社区人群的大规模多中心中国居民骨质疏松症流行病学调查显示，50 岁以上人群骨质疏松症患病率为 19.2％，其中男性为 6.0％，女性为 32.1％。到了 65 岁以后，骨质疏松症患病病率则高达 32.0％。其中男性为 10.7％，女性为 51.6％。骨质疏松症的严重后果是发生骨质疏松性骨折。骨质疏松性骨折也是老年人致残、致死的主要原因之一。数据显示，发生髋部骨折后 1 年内，20％的患者死于各种并发症，存活者中约 50％致残，生活质量明显下降。

 ## 3. 骨质疏松症怎么分类？

骨质疏松症可以分为两大类：

（1）原发性骨质疏松症　此类又分为 3 型，其中 Ⅰ 型（绝经后骨质疏松症）、Ⅱ 型（老年性骨质疏松症）和特发性骨质疏松症（包括青少年型）。Ⅰ 型（绝经后骨质疏松症）是伴随着年龄的增长或女性绝经后发生的一种生理性退行性病变。Ⅱ 型（老年性骨质疏松症）是中老年人群中最为常见的疾病之一，也是目前防治的重点。特发性骨质疏松症，常见于青少年和成年人，多伴家族遗传史，女性多于男性。也有把女性妊娠及哺乳期所发生的骨质疏松症列入特发性骨质疏松症的范围。

（2）继发性骨质疏松症　任何影响骨代谢疾病和药物及其他明确病因导致的骨质疏松症。

4. 哪些症状，提示有骨质疏松症?

骨质疏松症的四大主要临床表现（图2.2）。

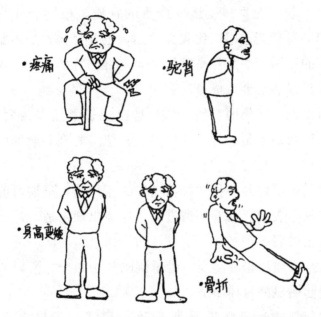

图 2.2 骨质疏松症的四大主要临床表现

（1）疼痛 腰背酸痛或周身疼痛，干重活时可加重，严重时翻身、起坐、行走都疼痛难忍，活动受限。如果是全身性的疼痛，特别是腰背部、骨盆的持续性疼痛，那么患骨质疏松症的可能性就很大了。

（2）驼背 骨质疏松症严重者可出现驼背。会因椎体压缩性骨折导致胸廓畸形。腹部受压，影响肺功能和消化道功能等。对于老年人，如果发现背越来越驼了，那么很可能是得了骨质疏松症了。

（3）容易骨折　轻度外伤或日常活动后就会发生骨折，这种骨折为骨质疏松性脆性骨折。部分人因为骨质疏松症，而特别容易发生骨折，甚至可能会在翻身、打喷嚏、开窗等日常活动中出现骨折。

（4）老年人身高变矮　严重的骨质疏松症会让身高缩短。如果身高变矮幅度比较大的话，也要警惕，是不是骨质疏松症的原因。因为身高缩短主要是椎体骨折引起。椎体压缩性骨折以后，会造成身高变矮。

所以说，老年朋友们，如果您出现了上面这四大症状，得高度怀疑是不是患骨质疏松症了，您需要到专业的医疗机构咨询。

骨质疏松症是一种"静悄悄"的流行病，早期可能没有明显的临床表现，随着病情进展，逐渐出现不适。那么它是如何发生发展的呢？

（1）骨质疏松症早期　骨量刚刚开始减少，所以通常不至于引起明显的身体不适。

（2）骨质疏松症进展期　随着病情的发展，骨量继续减少，就会慢慢出现骨质疏松症，会表现出腰背疼痛、周身疼痛，负荷增加时疼痛加重或者活动受限。如果在这个阶段及时就诊治疗，骨量还有可能被保持住，或者在一定程度上可以让病情得到改善，让疼痛等不适症状即时消失。

（3）骨质疏松症的恶化　如果没有得到有效的处理，病情继续发展就会出现身高缩短、脊柱畸形、活动受限等临床表现。

（4）骨质疏松症的结局　如果没有得到重视和治疗，严重的骨质疏松患者就容易出现骨折。跌倒、其他日常活动都可能导致骨折的发生，甚至打个喷嚏都会骨折。

5.骨质疏松症，要做哪些检查?

骨质疏松症的基本检查项目包括：

（1）骨密度检查。

（2）骨骼 X 线片。

（3）骨代谢标志物　总Ⅰ型胶原氨基端肽、β胶原降解产物、骨钙素等。

（4）血清钙、磷、碱性磷酸酶功能。

（5）血常规、尿常规、肝功能、肾功能。

（6）血清蛋白电泳，尿钙、尿钠等。

除了上面这些基本检查，根据情况，有些患者可能还需要酌情行红细胞沉降率、C反应蛋白、性腺激素、血清泌乳素、25-羟维生素 D、甲状旁腺激素、甲状腺功能、尿游离皮质醇、小剂量地塞米松抑制试验、血气分析、尿本周蛋白、血尿轻链、放射性核素骨扫描、骨髓穿刺或骨活检等检查。

6.常见测量骨密度的方法有哪些?

骨质疏松症其实就是人体骨骼中钙的流失，怎样才能监测到人体钙的情况呢？骨密度测量，是一个可以选用的很好的办法。骨密度检查，可以让您先了解您身体里钙的总量和流失的情况。

常见的测量骨密度方法如下。

（1）双能 X 线骨密度检查（DEXA）　最常用的一种手段，也是目前诊断骨质疏松的金标准。

（2）超声骨密度检查　方便便携、操作简单、安全。这种方法不能测定深部骨骼，精确度不稳定，目前一般只能用于骨折风险的筛查。由于使用的是超声波测量，安全无辐射，所以还可以用于孕妇、儿童的检查。

（3）定量的计算机断层技术（QCT）　分辨率较高，可以把骨松质和骨皮质分开测量。虽然腰椎 QCT 已被国内外采用，但是因照射剂量高，费用高昂、设备庞大，在临床应用受到一定程度限制。

（4）X 线检测　是最早的检测骨密度的方法，是推荐诊断骨质疏松症首选的基本检查手段之一。但是由于人体的骨头是立体三维的，X 片上是二维平面，因此准确性不够。而且往往当骨量丢失达 30% 以上时，X 线片上才能显现出来，敏感性低，特异性较差，故对早期骨质疏松症诊断的意义不大。

 7. 哪些人建议进行骨密度检查?

鉴于骨质疏松症的发病率高，骨密度检测项目已经列入了中国 40 岁以上人群常规体检内容。除此之外，符合以下任何一条者，推荐进行骨密度测定。

（1）女性 65 岁以上和男性 70 岁以上者。

（2）女性 65 岁以下和男性 70 岁以下，有 1 个或多个骨质疏松危险因素者。

（3）有脆性骨折史的成年人。

（4）各种原因引起的性激素水平低下的成年人。

（5）X 线影像已有骨质疏松改变者。

（6）接受骨质疏松治疗、进行疗效监测者。

（7）患有影响骨代谢疾病或使用影响骨代谢药物史者。

（8）国际骨质疏松基金会（IOF）骨质疏松症一分钟测试题回答结果阳性者。

（9）亚洲人骨质疏松自我筛查工具（OSTA）结果≤－1 者。

 8. 干扰骨密度测量的因素有哪些?

（1）金属物　如硬币、金属拉链、金属纽扣、钢圈内衣等，这些在检查时应摘去。

（2）药物　近期服用了不能被肠道吸收的药物，如钙剂、钡剂等。

（3）餐后测量　食物一般不影响检查，但最好在餐后 2～4 小时后做骨密度检查。

9. 哪些人不宜做骨密度检查?

（1）孕妇。

（2）在 2～6 天内口服了一些影响图像显影的药物。

（3）近期进行了放射性核素检查。

（4）不能平卧于检查床上或不能坚持平卧 5 分钟。

（5）脊柱严重畸形或脊柱上有金属内置物，有骨科特殊软件者除外。

 10. 为什么说年过 50 岁，长期服用抗酸药者，建议定期检查骨密度?

消化性溃疡、幽门螺杆菌胃炎、胃食管反流病是消化科常见疾病，常有胃痛、泛酸、胃灼热等症状。因此，大多数患者需长期服用抗酸药以缓解症状，提高生活质量。目前，临床常用的抗酸药包括抑制胃酸的 H_2 受体阻滞药（如雷尼替丁、法莫替丁等），质子泵抑制药（如奥美拉唑、埃索美拉唑、兰索拉唑等）及中和胃酸的氢氧化铝等药物。尽管全球很多人服用过或正在服用抗酸药，但很多人都没有认识到，这些药物在减轻或者完全缓解胃部不适时，同时还能减少人体吸收"造骨"所需的钙的能力，时间长了会导致骨质疏松症甚至骨折发生。

国外研究人员发现，年过 50 岁的患者服用抗酸药超过 1 年，与未服用药物者相比，髋骨骨折风险增加 44%。同样，服用质子泵抑制药的绝经女性，她们发生脊椎骨折的风险比未服用药绝经女性增加 47％，手臂和腕骨骨折风险增加 25％，而且服用抗酸药的剂量越大，服用时间越长，发生骨折的风险也会越高。那么，抗酸药是怎样引起骨质疏松症发生的呢？正常情况下，小肠吸收的钙是离子状态的钙，也就是说，含钙的食糜到达小肠之前，其中的钙在酸性胃液中被游离出来，成为可以被吸收的离子钙。但是，如果服用了抗酸药，胃内的酸性环境被破坏，没有了这样的酸性条件或者只是弱酸性条件下，钙的吸收则会受到影响。

 11. 骨质疏松症，中医怎么看？

中医学文献中无骨质疏松之名，按骨质疏松症主要临床表现，中医学中相近的病症有：骨痿，见于没有明显的临床表现，或仅感觉腰背酸软无力的骨质疏松症患者，症见"腰背不举，骨枯而髓减"；骨痹，症见"腰背疼痛，全身骨痛，身重、四肢沉重难举"。中医学理论认为"肾者，髓之府""腰者，肾之府""骨者肾之所合也""肾藏精，主骨，藏真阴而寓元阳，为先天之本"，提出"肾主骨""脾主肌肉"及"气血不通则痛"的理论，故中医认为骨质疏松症病位在肾，与肝、脾密切相关。中医治疗分型见图2.3。治疗骨质疏松症以补肾益精、健脾益气、活血祛瘀为基本治法，并强调辨证施治。中药治疗骨质疏松症多以改善症状为主，经临床证明有效的中成药可按病情选用，具体

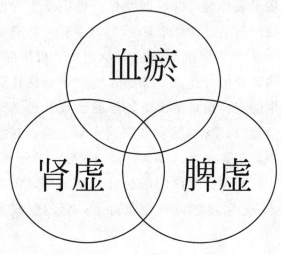

图 2.3　中医治疗分型

见骨质疏松症治疗相关内容。

　12."骨质疏松"与"骨质疏松症"是一回事吗?

　　骨质疏松和骨质疏松症，虽仅一字之差，但含义却不尽相同。根据世界卫生组织的定义：骨质疏松症是一种代谢性骨病，其骨密度降低必须达到规定标准，与正常成年人的最高骨量相比降低 2.5 个标准差为骨质疏松症（简称骨松症）；降低 1 个标准差以上，但未达到 2.5 个标准差时，只能称为骨量减少。很多老人确实存在骨质疏松，但严格来说是处于骨量减少的范畴，不能诊断为骨质疏松症。所以重视骨质疏松没有错，但也不必看到骨质疏松就惊慌，需要做规范的骨密度检查才能最终确诊。

13. 骨质疏松症与骨质增生，是少与多的区别吗?

骨质疏松症的本质是指骨量减少，它是由于遗传、激素和营养等因素相互影响下的复杂结果。钙和维生素 D 缺乏、甲状腺功能亢进、不适当地服用糖皮质激素、吸烟、酗酒以及长期卧床等都可引起骨质疏松症。所以说，骨质疏松症不是一种单一疾病，而是由多种病因造成的。骨质增生与骨质疏松症一样是中老人的骨与关节衰老的一种表现，但骨质增生并非由骨质疏松症所致。而是由于人体的骨与关节特别是负重大、活动多的膝和脊柱等部位，经过长年累月的磨损，关节软骨失去了正常的光滑性而变得粗糙，同时关节周围的关节囊、韧带、肌腱也因劳损而易出血。机体对这种慢性磨损要进行修复，其修复的方式就是增生继而形成骨刺。

14. 骨质疏松症，为什么没有被重视?

生活中有很多疾病，是此刻尚安全，未来可能有危险，需要我们未雨绸缪，这也是大多数人不乐意关心的事情。骨质疏松症正是这类疾病的典型代表，被称为"沉默的流行病"。

正是因为骨质疏松症早期症状轻微，不易察觉，甚至没有任何症状，有很多人认为这个疾病离自己很遥远，认为能吃能喝就不会有骨质疏松症，也就不会去医院检查自己是否有骨质疏松症，所以该病容易被忽视。就算发生骨质疏松性骨折，患者往往也不认为骨质疏松症是罪魁祸首，而是归结于自己不小心摔倒，平时如果谨慎小心点就好了。事实是，意外情况每天都在发生，我们能做的不是想方设法杜绝意外，而是增强骨质，延缓骨量流失，防患于未然。这样，即使哪天意外摔倒了，也不至于很轻易就发生骨折。

15. 骨质疏松症，到底要不要看医生？

小王是个孝顺细心的姑娘，听妈妈说最近总是有些腰酸背痛，一开始以为是腰肌劳损，贴了几天膏药不见好转。于是就带妈妈到医院，医生检查的结果和小王所想的完全不同，王妈妈所患的疾病是骨质疏松症。

"医生，骨质疏松症应该问题不大吧，年纪大的人是不是都会患这个病，是不是吃点钙片就可以了？"相信很多朋友对于骨质疏松症的认识，可能都与小王相似。实际上，骨质疏松症绝不单单是腰酸腿疼而已。它具有"四高一低"的特点：高发病率、高致残率、高病死率、高医疗费用和低生活质量。严重的骨质疏松症有很大危害。骨折是骨质疏松症最严重的并发症，严重者可能会导致患者长期卧床，生活质量下降，病死率甚至比某些癌症还高。

16. 骨质疏松症，对生活有哪些影响？

　　70岁的张大妈最近总是感觉一阵阵胸背部疼痛，胸闷气短，走几步就有点喘。到医院心内科就诊，心电图检查结果显示T波略微改变，怀疑冠心病，并收入住院，按照冠心病治疗，疼痛始终不见缓解，最后做了冠状动脉造影检查发现冠状动脉无明显有意义的狭窄。医生建议她到骨密度检测室测查骨密度，结果一检查竟然是严重骨质疏松症伴有胸椎压缩性骨折。张大妈认为，岁数都这么大了，骨质疏松就疏松吧，反正也不扛麻袋不搬砖，打个麻将也用不了什么力气。真的如张大妈所想，不用把骨质疏松症当回事吗？

　　事实上，骨质疏松症听起来不可怕，可怕的是后果，且它常常来得静悄悄。往往等到骨折了，才发现骨质疏松症，此时造成的危害已经很大了。可以说，骨质疏松症最严重的并发症就是骨折，40%的女性和10%的男性的骨折与骨质疏松症有关。骨质疏松性骨折的最常见部位是脊椎、髋部，而这些部位均是人体重要的位置。骨质疏松症不仅会对生理造成严重影响，对心理也可能会有不同程度的影响。患有骨质疏松症的患者易发生躯体疼痛、身体功能下降、日常活动能力受限；体形的改变，如变矮或驼背；对摔倒和再次骨折的担心，长期慢性疼痛和行动困难，会让患者产生恐惧、焦虑、抑郁，对自己身体健康失去信心。所以说"'骨松'易骨折，后果很严重"。

老年人发生髋部骨折是个非常危险的事情，后果很严重。据报道，髋部骨折 1 年后病死率较同年龄、同性别而无髋部骨折者高 15％～20％。高龄、骨折前伴有其他疾病，活动能力丧失者可增加髋部骨折者病死率。由于骨质疏松性脆性骨折需长期卧床静养，患者丧失独立生活能力，悲观厌世，继发肺炎、泌尿道感染、压疮、静脉血栓等疾病，是导致骨质疏松症病死率增高的较特殊原因。所有髋部骨折患者均需住院，而且住院时间较长。在美国，骨质疏松性脆性骨折的经济开支是巨大的，估计住院患者年度费用约为 28 亿美元。

17. 骨质疏松症，可以通过自我观察发现吗？

骨质疏松症是中老年人常见的一种全身性骨骼疾病。以往，人们没有把它作为一种疾病对待。年轻时不预防，到年纪大了容易骨折，也只认为是上了年纪骨头变脆，是正常现象。尽管骨质疏松症的过程无声无息，也并非毫无症状可循。

（1）腰酸背痛、四肢麻木 如果经常有这种感觉，特别是稍活动就会发生，应该考虑这可能是骨质疏松的一种信号。

（2）身高变矮、弯腰驼背 骨质疏松症患者由于人的椎体的骨小梁被破坏，这就像钢筋水泥结构因为被锈蚀而降低承重强度一样，椎体因疏松脆弱而变形。大体上说，椎体压缩 1 毫米，人的身高可能就会变矮 2 厘米左右。

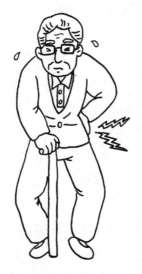

（3）容易骨折 有的老年人稍不留意跌一跤，臀部着地就发生脊椎压缩性骨折，臀部一侧着地发生股骨颈骨折，用手向前一撑发生桡骨远端骨折。有的老年人甚至无外力作用下扭扭腰、推推窗子也会发生腰椎骨折。当出现这种情况，说明老年性骨质疏松症已经很严重了，需要及时到医院诊断和治疗。

 18. 如何进行家庭骨质疏松症自我检测？

骨质疏松症是一个"静悄悄"的疾病，临床上骨质疏松性骨折患者，很多是在住院之后才第一次被告知患有骨质疏松症。这正是骨质疏松症最令人可怕的地方，一开始几乎没有任何症状。这也是骨质疏松症为什么被称为"沉默杀手"的原因。

确诊自己是否患有骨质疏松很容易，到医院或者体检机构，做一个骨密度检测检测，10 分钟就可以知道自己是否有骨质疏松症。然而，如果没有条件进行骨密度检测，或者您不想去医院，或者有脆性骨折家族史、具有骨质疏松危险因素人群，我们可以通过哪些蛛丝马迹来发现是否有骨质疏松症倾向呢？对于骨质疏松的判断，有两种较为权威的方法：一种是 IOF 骨质疏松风险一分钟测试题；另一种是亚洲人骨质疏松自我筛查工具——OSTA 指数。

（1）IOF 骨质疏松风险一分钟测试题　国际骨质疏松基金会（International Osteoporosis Foundation，IOF）骨质疏松风险一分钟测试题是一个简单有效的自测方法，回答与骨质疏松相关的问题，初步筛查患骨质疏松症的风险。具体问题见下（表 2.1）。

表 2.1　IOF 骨质疏松风险一分钟测试题

□	您的父母有没有轻微碰撞或跌倒就会发生髋骨骨折的情况？
□	您是否曾经因为轻微的碰撞或者跌倒就会伤到自己的骨骼？
□	您经常连续 3 个月以上服用可的松、泼尼松等激素类药品吗？
□	您的身高是否降低了 3 厘米？
□	您经常过度饮酒吗？
□	您每天吸烟超过 20 支吗？
□	您经常患腹泻吗？
□	女士回答:您是否在 45 岁之前就绝经了？
□	女士回答:您曾经有过连续 12 个月以上没有月经(除了怀孕期间)吗？
□	男士回答:您是否患有勃起功能障碍或缺乏性欲的症状？

结果判断：上述问题，只要其中有一题回答结果为"是"，即为阳性，提示存在骨质疏松症的风险，建议到正规医院进行双能 X 线骨密度检测仪检查。

（2）亚洲人骨质疏松自我筛查工具——OSTA 指数 此工具主要是根据年龄和体重筛查骨质疏松症的风险，仅适用于绝经后妇女。此种工具测试分两步。

第一步，测 OSTA 指数，计算方法是：OSTA 指数＝[体重(千克)－年龄(周岁)]×0.2。举例说明，刘女士今年 65 岁，体重 58 千克，那么她的 OSTA 指数＝(58－65)×0.2＝－1.4。

第二步，根据 OSTA 指数评估骨质疏松的风险，若 OSTA 指数＞－1，则表明风险级别低；指数在－4～－1，则表明风险级别中等；若指数＜－4 则表明风险级别高。因此刘女士患骨质疏松的风险处于中等，需要引起警惕。具体结果判定见表 2.2。

表 2.2 OSTA 指数评价骨质疏松风险级别

风险级别	OSTA 指数
低	＞－1
中	－4～－1
高	＜－4

也可以通过以下图表根据年龄和体重进行快速评估（图 2.4）。

亚洲人骨质疏松症自我评估量表

年龄/周岁	体重/千克										
	40～44	45～49	50～54	55～59	60～64	65～69	70～74	75～79	80～84	85～89	90～94
40～44											
45～49											
50～54											
55～59											
60～64											
65～69											
70～74											
75～79											
80～84											
85～89											
90～94											
95～99											

罹患机会60%以上　　　　　　15%　　　　　　3%

图 2.4　年龄、体重与骨质疏松风险级别的关系（OSTA）

19. 患骨质疏松症，后果有多严重？

　　陈先生的父亲两个月前得了急性心肌梗死，死里逃生好不容易病情稳定出院。一个月前又从家里的床上跌落，结果造成桡骨远端和股骨颈两处骨折，从此卧床不起。很显然这是骨质疏松症导致的脆性骨折，有多少老年人躲过了九九八十一难，最终却没逃过骨质疏松性骨折的魔爪。

　　骨质疏松症是病理性骨折的基础，若骨质疏松症不能得到良好的治疗，一定程度上会引发病理性骨折，甚至引起更为严重的合并症。由于其症状易被忽略，所以大多数患者是在发生骨折这样严重的后果时，才知道自己患有骨质疏松症。临床中还有一部分患者，因创伤、外力导致骨折，他们在治疗时并没有发现患骨质疏松症，但在愈后的体检中却发现骨质丢失严重，甚至患有骨质疏松症。这两种情况分别属于骨质疏松症引起的骨折和骨折引起的骨质疏松症，是不一样的概念。由此看来，骨质疏松与骨折可以说在临床上形影不离。

 20. 骨质疏松性骨折的风险怎么预测?

世界卫生组织推荐的骨折风险预测工具（fracture risk assessment tool，FRAX），根据患者的临床危险因素及股骨、颈骨密度建立模型，可评估10年内患者的骨折概率，测评结果包括10年内髋骨骨折概率和10年内骨质疏松引起的主要骨折（临床性脊椎、前臂、髋骨或肩部骨折）。

对于具有一个或多个骨质疏松性骨折临床危险因素，未发生骨折且骨量减少者（骨密度为T值−2.5～−1.0），可通过FRAX计算患者未来10年发生主要骨质疏松性骨折及髋部骨折的概率。对于FRAX评估阈值为骨折高风险者，建议进行骨密度测量，并考虑给予治疗。

 21. 骨质疏松症骨折好发部位是哪里?

骨质疏松症是一种全身性的代谢性骨病。骨质疏松症引起的骨折可发生于身体的任何部位，其中，最常发生的部位有：①脊柱（如椎体压缩性骨折），由于承受身体的压力，脊柱出现的骨折不是断裂，而是压缩性骨折，使得腰椎椎体变扁、变小；②髋关节（如股骨颈骨折、粗隆间骨折等），由于老年人行走不慎摔倒，臀部先着地，或在摔倒过程中，下肢扭转所致；③肩关节（如肱骨外科颈骨折），多由于跌倒时手或肘着地，暴力沿肱骨干向上传导引起骨折，肩部外侧直接暴力亦可引起该处骨折；④手腕部（如桡骨远端骨折），人在摔倒时，自我保护性地先用手支撑，使作用力传到桡骨远端，引起桡骨远端骨折。上述四处的骨折被称为"骨质疏松症四大骨折"。因为这些部位承受的压力较大，骨皮质相对薄弱，所以骨折发生的机会明显大于其他部位。

由于骨质疏松症的发病是一个慢性的渐进过程，并且病程会维持较长时间，甚至可以伴随整个后半生，所以容易发生多次骨折。

 ## 22. 人老骨脆是自然规律，亡羊补牢还来得及吗？

人们常说家有一老如有一宝，一直以来，老年人的健康是备受关注的话题，老年人容易患骨质疏松症。老年人诱发骨折的因素中骨质疏松症占很大一部分，且大多数发生骨折时并不需要剧烈的暴力，常常只是轻微的外力，所以诱发这类骨折的原因除了跌倒、撞伤等急性暴力外伤以外，还可以由提取重物、坐车颠簸、打喷嚏或者腰部的突然扭转等不经意的伤害引起。虽然，许多人认为骨质疏松症是机体老化的必然结果，无法避免也无法逆转，没必要治疗，虽然有一定的依据，但这种观点是有偏颇的。每个老年人都不应忽视骨质疏松症带来的影响，在生活中预防和治疗显得尤为重要。如果有合理的药物治疗，包括雌激素、维生素 D 的补充及双膦酸盐等，可以延缓骨量丢失，预防骨折发生。可以这么说，相对不治疗而言，骨质疏松症任何阶段开始治疗都不晚，但早诊断和早治疗会大大受益，不仅可以改善腰酸背痛的症状，还可以间接减少发生骨折的危险性。最大限度地提高生活质量。当然从治疗的角度而言，治疗越早，效果越好，而且治疗肯定比不治疗好。

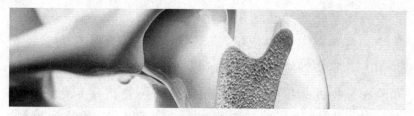

第三章 骨质疏松症，悄悄地，你来了

1. 骨质疏松症，危险因素有哪些?

对于原发性骨质疏松症而言，骨质疏松是随年龄而发生和进展的一种自然现象，是一种老年退行性疾病，即只要长寿就有可能患病。然而事实上，并非每个人的患病风险都一样，也不是所有的老年人都发生骨质疏松性脆性骨折。遗传因素和后天因素都有可能影响该病的发生。这些因素中，有些是不可控制因素，有些是可控制因素。其中，不可控制因素包括：人种、年龄、女性绝经、母系骨折家族史等。可控制因素包括：低体重、药物（糖皮质激素等）、性激素低下、吸烟、过度饮酒、日照不足等因素。所以，凡是存在下表中所列因素的人，都是骨质疏松症的高危人群（表3.1）。

表 3.1 骨质疏松症的危险因素

不可控危险因素(固有因素)	可控危险因素(非固有因素)
人种(白种人＞黄种人＞黑种人)	低体重
年龄(＞70 岁)	性腺功能低下

续表

不可控危险因素（固有因素）	可控危险因素（非固有因素）
绝经	过度吸烟、饮酒、咖啡等
母系骨折家族史	体力活动少
	卧床或活动受限
	饮食中缺钙，蛋白质不足或过多、过咸等
	维生素 D 不足（晒太阳少或摄入不足）
	影响骨骼的疾病或药物

 ## 2. 骨质疏松症的遗传因素起决定性作用吗？

越来越多的研究表明，骨量丢失与遗传相关。骨质疏松症受遗传因素的影响，16%～62%的骨密度由遗传因素决定，具有家族倾向性，骨骼矿物质密度受到父母双方遗传基因的共同决定。在年轻人中遗传因素对骨密度起了较大的决定作用，而老年人则受环境因素的影响更为突出。骨质疏松症的发生由许多基因共同决定，因此骨质疏松症本质上是一种多基因疾病。一般来说，有骨质疏松症家族史的女性患骨质疏松症的概率明显高于无骨质疏松症家族史的女性，且发病年龄早、病情重；如果孪生子之一患骨质疏松症，另一个也往往可能患有此病。而且，白种人女性较黄种人女性易患骨质疏松症，而黄种人又较黑种人易患率高。如果您的父母亲曾发生过骨质疏松性骨折特别是髋部骨折，那么您发生骨折的风险就要比其他人高出很多，这是因为遗传因素与骨质疏松性骨折的发生关系密切。但并不是说您一定会发生骨折，因为骨质疏松症受到遗传及环境等多方面的影响。只要了解相关的知识，养成良好的习惯，定期检查，尽早发现和治疗骨质疏松，避免跌倒，可以预防骨折。

3. 骨质疏松症，男女患病概率有何不同？

女性的生理特点决定了她们是脆弱的。相对于男性，女性发生疾病的种类更多。就骨骼健康方面，女性发病的概率和受危害的可能也远远大于男性。

2018 年的流行病学调查表明，我国 40～49 岁人群骨质疏松症患病率男性为 2.2％，女性为 4.3％，50 岁以上人群骨质疏松症患病率男性为 6.0％，女性为 32.1％，65 岁以上人群骨质疏松症患病率男性为 10.7％，女性为 51.6％。显而易见，女性骨质疏松症的患病率要高于同龄男性，而且随着年龄增加，这种差异会越来越明显。一般情况下，女性一生的骨量最高值低于男性，而且 40 岁以后，每 10 年骨量的丢失速度也是男性的 2 倍。随着年龄的增长，女性骨质疏松症的患病率逐渐增加，到 80 多岁，骨质疏松症的患病率（80％）和您的年龄差不多。全世界范围内，每 3 秒就有一次骨质疏松性骨折的发生，50 岁以后约 1/3 的女性和 1/5 的男性将会罹患一次骨折。绝经后女性更是最危险人群，45岁后，每增加 5 岁，骨折风险增加 1 倍。

那么，女性为何会成骨质疏松"重灾区"呢？首先，男女生理不同，男性的骨架天生比女性大，骨量比女性多特别是女性到了 50 岁以后，随着绝经期的到来，由于体内激素水平下降，使骨骼合成代谢刺激减少，造成骨代谢失衡，出现骨质疏松症。其次，相对于男性来说，女性平时运动要少一些，而且男女在社会上承担的劳动不一样，特别是很多户外工作、运动都是男性做的。一些爱美女性长期化浓妆，出门涂抹防晒霜，平时喜欢吃零食，生活中常偏食，更有不少女性为求得"骨感美"，常常采取各种手段减去体内的脂肪，这些因素都导致了女性更容易患上骨质疏松症。还有，各种原因引起的早发型卵巢功能不全，尤其是卵巢早衰者，由于低雌激素状态出现得更早，所以，对骨量的影响也提前了，骨质疏松的发病时间也可能提前了。女性之所以不同于男性，内在的是由于染色体，外在的是由于外生殖器官，居中处于核心环节的是卵巢。正因为有卵巢孜孜不倦地分泌性激素，才能保持生殖器官的发育，才能由内而外地展示女性的柔美。有部分人，年龄还未老，卵巢就开始走下坡路，提前出现功能衰退。这种情况有点像提前发生绝经，有的甚至20多岁就发生了。因为卵巢功能衰退，会出现和绝经一样的症状，出现潮热盗汗、情绪改变、阴道干涩、性交不适等症状，还会发生骨质疏松、心脑血管疾病等疾病。

　　男性出现骨质疏松症要比女性晚10～15年，因男性的骨架比女性大，骨量比女性多，横截面积也比女性大25%～30%，因此，男性骨质疏松症的发病率及发生骨折的概率要低于女性。这些都使得人们长期以来对男性骨质疏松症一直缺乏重视。但近年来的流行病学研究显示，男性也存在与女性类似的年龄相关骨折率增加的规律，男性骨质疏松症同样也是重要的公众健康问题。其实，男性出现骨量丢失的时间比女性还要早，往往自中年期就开始了，但与女性绝经后快速丢失骨量相比，其骨量丢失过程相对缓慢，而且"隐蔽"，因而没有得到应有的重视。

雄激素缺乏被认为是引起男性骨质疏松症的最主要原因，但男性雄激素不会在某一个年龄段完全停止分泌，只是随年龄递增逐渐下降。因此，男性在"缓慢"地患上骨质疏松症。具体地说，男性通常是从 40 岁后开始出现骨量的丢失和骨密度下降，如果在这以后的 10 年内未能给予重视和防治，那么自 50 岁后，骨量丢失就更为明显，以后就容易发生老年骨质疏松症。

男性骨质疏松症的危害性一点也不比女性低。以髋部骨折发生为例，女性与男性发生比例约为 7∶3；但男性病死率却是女性病死率的 2～3 倍。同时，男性骨质疏松症所致的疼痛、乏力也比女性明显。我国一项统计资料表明，50 岁以上的男性每 12 人中有一人患骨质疏松症，在 8 名男性骨质疏松症患者中，至少有一人会发生骨折。因此，要对男性骨质疏松症给予高度重视。

 ## 4. 老年人是骨质疏松症重灾区吗？

一旦上了年纪，很多老年人就会经常抱怨："年纪大了，不中用了"。一到刮风下雨，受凉受寒，老年人的关节就开始隐隐作痛，当年虎虎生威的走路姿态也开始慢慢变成迟缓、吃力，甚至只要静止几分钟不动，关节就开始发僵发硬……这就是人们常说的"人老，腰腿先老"，由上年纪而出现的骨病，是一个正困扰着很多老年人的健康问题。

　　骨质疏松，可以说是岁月在我们身上留下的痕迹。对任何人来说，衰老都是无法避免的，皮肤衰老会留下皱纹，血管衰老会引起动脉粥样硬化，而骨骼衰老则是出现骨质疏松症。随着年龄增加，身体各器官都在悄无声息地退化着，体内激素水平的变化，骨中的有机基质和沉积的钙盐从骨中向外流失，会造成骨量减少。老年人免疫功能退化，也会导致机体结合组织，如构成骨、软骨、皮肤、肌肉、血管等全身器官的支架和包膜的胶原纤维、弹性蛋白等老化而促进骨质疏松症的发生。

　　在老年人中，骨质疏松症患病率很高，原来的观点认为男性很少会罹患此症，但现在常规体检中常包含有骨密度检查，发现老年男性的骨质疏松症发病率比前列腺增生还要高。显然，不管男女，老年人骨病的主流都是"骨质疏松症"。人到老年，骨质健康是日常生活中常被关注的话题，

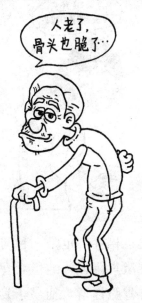

人老了，骨头也脆了…

骨骼的保健是个重要课题。

5. 绝经后女性易患骨质疏松症吗？

除了老年人，绝经后女性也是骨质疏松症的青睐对象。51 岁的李女士虽然已经绝经了，但感觉身体整体上还是和以前没多大变化，唯独让人纳闷的就是身高越来越矮，因为也不影响平时的日常生活，就没多在意。有一次和家人准备出去旅游，却在出发前两天走路时被人不小心碰倒了，本以为没什么大碍，却"咔嚓"一声手肘骨折了。家人连忙送医院，检查结果是绝经后骨质疏松症。李女士不禁要问医生，这绝经和骨质疏松症有什么关系呢？

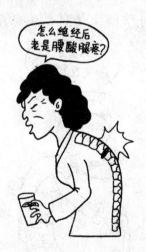

绝经后女性骨质疏松症，也是一种与自然衰老相关的临床常见疾病。由于雌激素降低，绝经后女性的骨量减少，骨组织结构发生变化，骨脆性增大而易于发生骨折，骨折后可

引起疼痛、骨骼变形与其他合并症，这些都严重影响着绝经后女性的生活质量，同时会增加社会人力、财力负担。所以绝经相关骨质疏松症的预防已成为广受人们关注的健康问题。

绝经的本质是卵巢的卵泡耗竭，导致雌激素生成低下，卵巢功能衰退，月经停止。这种低雌激素状态是不可逆转的，一般在 50 岁前后开始，一直持续到生命的终结。但是，在绝经前几年，女性的雌激素就已经有减少的趋势，骨量已经开始加速减少。所以，女性一生中有 30～40 年的时间处在低雌激素的状态，骨量持续减少。这种情况，几乎所有的女性都会经历。这也导致了骨质疏松症的发病率在女性绝经后逐年增加，到 80 岁可以高达 80％。

6. 骨质疏松症，年轻人也需要拉响警钟吗？

当下，很多年轻人的工作从体力劳动转变成脑力劳动，年轻人的工作很多是在办公室里面对着电脑完成，而且工作强度、精神压力也在不断增加，加上饮食不科学、缺少体育锻炼等。这些生活方式的改变，都有可能导致骨量减少提早出现甚至骨质疏松症的提早到来，"硬脖子""硬背脊"等典型的都市病早就"爬上"了年轻人的身体。要知道，骨骼是人体各项机能的支撑支架，年轻人对骨骼健康的重视却不够，很多行为习惯甚至会无意识地伤害骨骼。过度减肥、营养补充不足、经常熬夜、生活不规律、平时缺少运动、吸烟、过度饮酒，这些年轻人易染的陋习均可以导致骨量流失，让年轻人的骨骼状况亮起"红灯"，很大程度上影响着年轻人未来的健康，可能年纪轻轻就患上骨质疏松症。北京市疾病预防控制中心的一项调查则显示，40 岁以上人群中，81％的人骨健康状况异常；40 岁以下人群，76％的人骨健康状况异常。预防骨质疏松已经不再只是老年人的"专利"，中青年人也应引起足够的重视！

去年开始，年轻人中掀起了一股"朋克养生"风潮。"去酒吧只点长岛燕窝冰茶""熬最漫长的夜，敷最贵的面膜，吃最贵的保养品""冬天穿短裙套护膝"……热衷"朋克养生"的年轻人过着各种独特的养生日常，但殊不知这些"一边作死一边自救"的行为，既不朋克，也不养生，而且会对骨骼造成危害。

这群"朋克养生党"正成为骨质疏松症的新一波"受难群体"，例如蹦迪强调手脚并用，似乎能起到强身健骨的作用，然而，"喝酒配钙片""一边暴饮暴食一边吃消食片""不到凌晨不睡觉"等奇葩式的养生方法，只能让他们离骨质疏松症越来越近。年轻人开始注重养身、关注生活品质是值得肯定的，然而，对于年轻的朋友们，想要修得一身"清奇骨骼"，建议还是把孜孜不倦熬夜的精神拿到勤勤恳恳的生活上来，自律、科学地去生活，培养好的作息习惯，这样才能事半功倍，早日修得一身好骨骼。

 7. 哪些疾病会引起骨质疏松症？

38 岁的李女士，4 年前做了子宫和卵巢切除手术，术后恢复得挺好。可是，一个月前开始，她经常感觉腰背疼痛，还以为是腰肌劳损。经医师仔细检查，确定她患有骨质疏松症，造成了腰椎压缩性骨折。对此，李女士困惑不解：自己年纪轻轻又没有磕磕碰碰，怎么会得这种老年人易患的病？医生对她解释说，李女士虽然还没到绝经年龄，但她在绝经前切除了子宫和卵巢，这引起卵巢功能和性激素的改变，使雌激素水平下降，使破骨细胞极其活跃，成骨细胞相对"怠工"，就像工地上搞破坏的大过搞建设的，导致了骨质疏松症的发生。

国内曾有研究者，调查了一部分 50 岁以上的中老年人群，发现一个普遍现象，即患有慢性病的中老年人，更易患上骨质疏松症，而且有中老年慢性病的人健康意识相对淡薄，很多对骨健康缺乏防护意识或存在认识误区。常见的导致骨质疏松的"高危人群"的慢性疾病见表 3.2。

表 3.2　导致骨质疏松症的常见疾病

内分泌代谢疾病
甲状旁腺功能亢进症、糖尿病、库欣综合征、性腺功能减退症、甲状腺功能亢进症、性腺功能减退症
结缔组织疾病
系统性红斑狼疮、类风湿关节炎、干燥综合征、皮肌炎、混合性结缔组织病
肾性骨营养不良
慢性肾脏病
胃肠疾病和营养性疾病
吸收不良综合征、胃肠大部分切除术后、慢性胰腺疾病、慢性肝脏疾患
血液系统疾病
白血病、淋巴瘤、多发性骨髓瘤、戈谢病、骨髓增生异常综合征
神经肌肉系统疾病
运动功能障碍、偏瘫、截瘫、肌营养不良症

8. 哪些药物可能导致骨质疏松症？

　　某些药物可能会导致骨质流失，影响骨代谢，长期服用可能会导致骨质疏松症的发生风险增加。如果您正在服用这些药物，需根据情况，考虑做好防治措施。具体见下。

　　（1）糖皮质激素，如泼尼松等。

　　（2）抗癫痫药。

　　（3）芳香化酶抑制剂。

　　（4）促性腺激素释放激素类似物。

　　（5）肿瘤化疗药。

　　（6）质子泵抑制剂。

　　（7）甲状腺激素。

　　（8）噻唑烷二酮类胰岛素增敏剂。

　　（9）抗凝剂（肝素）。

　　（10）铝剂（抑酸剂）。

　　（11）选择性 5-羟色胺再摄取抑制剂。

　　（12）抗病毒药物。

　　（13）环孢素。

　　（14）他克莫司。

9. 看脸也可以看出来骨质疏松症吗？

　　美国耶律大学研究人员对 114 名停经初期的女性进行

检查对比后指出，皮肤弹性程度与骨密度存在一定的相关性。经过评估这些停经初期女性脸部和颈部皱纹的数量和深度，结果发现，皱纹越严重，骨密度越低，反之则越高；脸部和颈部的皮肤越紧实，骨密度越高，反之则越低。专家表示，皮肤和骨骼有相同的共同点——胶原蛋白。胶原蛋白的流失会带来皮肤变化，同时也会造成骨骼在质量和数量上的退化。所以，中年女性如果皱纹比同龄人多，建议可以去医院检查骨密度情况。

10. 孕期会得骨质疏松症吗？

因为胎儿骨骼形成所需要的钙全部来源于母体，所以准妈妈几乎都会缺钙。一般来说，怀孕时对钙的需求量会增加20%，孕妇因钙流失而出现骨质疏松症的风险是30%～40%。因为孕期是"一人吃两人用"，对钙质及其他矿物质的消耗较大，如果不能及时补充，可能会发生骨量流失，引起孕期骨质疏松症。

不少怀孕的妇女在孕期都有过小腿抽筋的情况，这是由于孕妇在孕期补钙不足所致。美国医学专家研究表明，孕期如果母体每天的钙摄取量低于600毫克，孕妇在怀孕后期就会出现小腿抽筋的现象。不仅如此，钙摄取量不足的孕妇生出的孩子的骨密度会比摄取钙量正常的孕妇生出的孩子要低15%。但若母体过量摄取钙质，胎儿骨密度并不会相应增加，相反过量补钙对胎儿也会造成危害，如智力和身高发育受限、免疫力降低等，因此怀孕的妇女每天只要按照正常的需要量摄取即可。

 11. 频繁生育与骨质疏松症之间的关系是怎样的?

今年 40 多岁的张女士，做家务时不小心在家滑倒了，当时觉得腰部疼痛难忍，赶到医院检查，竟然腰椎发生了粉碎性骨折。经过骨密度检查后发现，李女士的骨密度比正常值低很多。原来李女士曾生育 3 个孩子，而且每个孩子只间隔 1、2 年，频繁生育加上更年期，导致李女士骨密度很低。

有研究曾发现，两次怀孕期间隔不足一年的女性，其发生骨质疏松症的风险概率是间隔期超过一年女性的 4 倍。因为怀孕的时候，准妈妈身体中的钙有相当一部分要"流失"到宝宝身体里，以促进他的生长，故怀孕女性本身出现骨质疏松症的风险就比正常人会高 30%～40%。两次妊娠期间隔过短更容易导致骨质疏松症的发生，非常不利于女性健康，所以建议女性在生育完第一胎之后，最好间隔一年以上时间再怀孕生育第二胎。

 12. 儿童会有骨质疏松症吗?

小丽是一个天真可爱的 4 岁多的小女孩，近一年来，她常对妈妈说背部有些痛。妈妈以为小孩和同伴玩耍时，背部受了外伤，可掀起衣服查看，并没能发现哪儿不对劲，于是小丽妈妈对此也没太在意。最近，小丽所在的幼儿园体检

时，却发现小丽有骨质疏松症。

一提起骨质疏松，大家首先想到的就是"老年病"，认为是老年人的"专利"。然而，近年来，因为学业加重、运动量骤减、饮食结构变化等因素，儿童、青少年的骨骼问题逐渐凸显出来，临床上出现越来越多的幼儿或儿童因骨量不足导致的"骨质疏松症"现象。儿童骨质疏松症与成人相比，大多为轻症。也就是说以背部疼痛、脊柱侧突为主要症状，骨折发生率相对较低，有些没有任何症状，往往在拍X线片时偶然发现椎骨或长骨干骺端骨质密度低下或有压缩迹象。

从医学角度，儿童骨质疏松症是一种多因素致病的骨骼疾病，与成人骨质疏松症一样，也主要分为原发性及继发性。但与老年人的骨质疏松症病因不同，原发性骨质疏松症较少见，继发的骨质疏松症比较多。儿童继发性骨质疏松症是指继发于原发疾病及相关治疗等多种因素的骨质疏松症。儿童期比较常见的致病因素有营养性、失用性、激素相关性及药物性。继发性骨质疏松症是危害儿童健康的常见疾病。由于儿童骨质疏松症的早期临床表现不具特异性，隐匿于基础疾病之中，不仅家长容易被忽视，甚至儿科医生也容易忽略（表3.3）。

表 3.3 与低骨量相关的儿科疾病

神经性厌食症	高泌乳素血症
内分泌疾病	甲状腺功能亢进症
库欣综合征和医源性糖皮质激素过量	性腺功能减退症
糖尿病	运动性闭经
生长激素缺乏症	特发性幼年骨质疏松症

续表

全身性疾病	白血病
哮喘	器官移植后
乳糜泻	风湿性疾病
囊性纤维化	

 13. 早产儿成年后骨质疏松症风险大吗?

　　妊娠的最后几周，母体和胎儿会发生很多重要的生理过程，其中一个过程是钙离子不断地从母体运输到胎儿体内，促进胎儿骨骼的发育。但是，如果胎儿早产，这个输送过程就会被中断，那胎儿会出现什么现象和后果呢？

　　国外有一项研究发现，与足月生产的胎儿相比，早产儿长大后的骨峰值会较低。而且，虽然是足月出生，但是对体重偏小的胎儿来说，成年后的骨峰值也偏低，而骨峰值低是骨质疏松症的重要决定因素。该项研究分 3 组人群，第一组为 52 名出生时体重很低的参与者，平均体重 1.2 千克，平均胎龄 29 周；第二组为 59 名足月出生的参与者，他们出生时体重也偏轻，出生时平均体重为 3 千克；第三组为 77 名足月出生且出生时体重正常的参与者，该组人群为对照组。研究者对这 3 组人群进行了骨矿物质含量和密度的检测，检测部位包括脊柱、颈部、臀部等，同时分析参与者的高度、重量、父母吸烟史、体育锻炼情况等因素。分析结果显示，前两组人群的骨质量低于后者。这项研究的好处是，父母和医生得知这些信息并重视起来，在孩子生长发育的过程中通过饮食、运动锻炼，有效地帮助了这些早产儿和出生时体重偏轻的儿童提高骨量，降低了孩子在日后发生骨折的风险。

14. 骨质疏松症的发生与季节有关吗？

一年有春、夏、秋、冬四个季节，也就有随之而来的温、热、凉、寒的气温变化。由于气候的变化，人们的生活、饮食及活动方式会发生变化，所以气候变化影响着骨质疏松症的发生、发展。春秋季节是温度比较适宜的季节，人们户外活动多，一则运动有利于预防骨质疏松症的发生，二则日照能活化皮肤内的维生素 D，促进钙吸收，可以在一定程度上帮助骨质疏松症的防治。在寒冷的冬季，户外活动相应减少，所以寒冷季节骨质疏松症患者更容易出现腰背疼痛等症状。在我国北方，冬季新鲜蔬菜减少，人们从绿叶蔬菜中摄取的钙少，也会导致人体钙的摄入也减少。因此，气候的变化影响人体营养摄取、骨代谢状况。长期的寒冷气候会导致骨质疏松症的发生，突然变化的气候也会加重骨质疏松症患者的症状。

15. 远离环境污染，可预防骨质疏松症吗？

环境污染已成为一种社会公害，罪证颇多，不仅不利于人们的身体健康，还能引发多种疾病，骨质疏松症就是其中之一。

据 2017 年 11 月 16 日的《医师报》刊登，美国 2017 年一项研究显示，空气中细颗粒物（PM2.5）水平高可致骨质疏松症和骨折的发生率增高。该研究认为，空气中细颗粒物的水平会影响人们的骨骼状况，与生活在空气污染较轻地区的居民相比，那些生活在空气污染较重地区的居民，出现骨质疏松和骨折的概率要高。生活在细颗粒物和汽车尾气炭黑浓度较高地区的居民，他们体内调节钙代谢的甲状旁腺激素水平较低，骨密度较低，所以骨质疏松症的发生概率高。除了空气污染，如果被重金属污染的食物进入体内，也会影响骨骼对钙、磷的吸收，造成成骨细胞少于破骨细胞。在骨质疏松症的研究中，环境因素通常被理解为个人固有因素，与生活方式、饮食、体力活动和慢性压力一样，而我们所生活的室内外的空气污染对骨质疏松症的影响其实更大、更普遍，应该得到更多的关注。减小或避免环境污染对防治骨质疏松症有很大好处，故我们对生活环境的保护、环境污染的治理不可忽视。

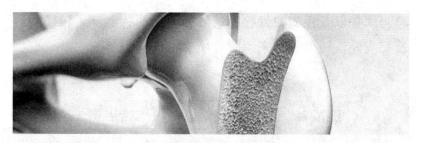

第四章　不良生活习惯，请走开

1. 爱吃油腻食物，容易引起骨质疏松症？

　　香甜可口的食物是很多人的心头爱，就如煎炸的油饼、肥而不腻的东坡肉、回味无穷的回锅肉等，然而这些食物的胆固醇含量极高，摄入过度会导致高血压、高血脂、高胆固醇等心血管疾病和糖尿病。其实，还有大多数人不知道的是，过度进食这类食物还易致骨质变脆，导致骨质疏松症。美国加州大学一项研究发现，高胆固醇饮食喂老鼠 7 个月后，老鼠骨骼矿物质含量急剧减少，体内成骨细胞比正常饮食的老鼠少很多。高胆固醇可能会降低骨骼细胞的成骨能力。高胆固醇还会造成动脉硬化，也可引起骨质退化，而低

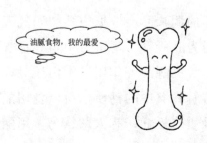

油腻食物，我的最爱

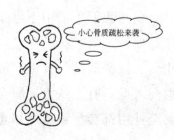

小心骨质疏松来袭

油脂饮食以及预防血管栓塞的降胆固醇药物，除了预防心血管疾病外，还可能用来预防骨质疏松症。

 ## 2. 高糖、高脂饮食，与骨质疏松症有关?

高糖饮食与糖尿病有关，高脂饮食与高脂血症有关，这是许多人都知道的。然而，糖类、脂肪会使骨质变差，会导致骨质疏松症等疾病，这种后果可能了解的人较少。一方面，充足的钙质是骨质健康的保证，如果从饮食中摄取了大量的糖分和饱和脂肪酸，则会妨碍钙质的吸收，而且会使钙从尿液排出体外增多，加速钙质的流失，骨密度因而会逐渐降低。另一方面，饱和脂肪酸在肠道中可能会形成一层皂性物质，这种物质不易被体液溶解，钙质进入骨骼受到阻碍，从而影响骨质的强韧度。糖类、脂肪正是通过以上两种途径对骨密度造成影响，所以，了解了这些以后，如果您平时喜欢吃甜的、油腻的食物，是不是需要适当控制点呢？

 ## 3. 过多吃醋，会损伤骨头?

醋是我们生活中不可缺少的调味品。根据中药"四气五味"理论，醋，味酸性温，酸为肝所喜，醋作为中药有行气止痛、软坚散结、收敛固涩、解毒醒酒等作用，配伍还可以引药入肝。有人认为，醋会溶解骨骼中的钙质，所以食用醋甚至外用都会导致或者加重骨质疏松症；有人却认为，用醋不仅不会导致骨质疏松症，反而对骨质疏松症有好处。那么，真相究竟如何？

醋虽然呈酸性，但因人体有强大的体液缓冲系统，只要不过量服用，不必担心醋会破坏人体酸碱平衡，更没有证据表明"吃醋是骨质疏松症的危险因素"。酸性环境可以提高钙的吸收利用率，因为醋与食物中的钙会产生化学反应，生成醋酸钙。醋酸钙既溶于水又易被人体吸收，所以适当地服用醋有利于钙的吸收。所以，对于骨质疏松症患者，可以正常地食用醋，除非有消化性溃疡等禁忌证。同样道理，醋的外用不会影响到人体的酸碱平衡，也不会导致骨质疏松症。但是过多食用醋，对骨质疏松症的发生和发展会起到推波助澜的作用。钙质流失，骨质疏松症与酸性体质有关。所以老年人在骨折和康复期间应避免食醋，由于醋能软化骨骼和脱钙，破坏元素钙在人体内的动态平衡，不利于骨折部位的愈合。

从医学角度来看，大多数时候，人的体液环境是呈酸性的，尤其是在摄入大量高糖分、高蛋白等酸性食物的时候，身体会动用体内碱性物质（人体内含量最多的碱性物质是钙质，它们主要存在于人的骨骼中）来中和这些酸性物质，以维持体液的平衡。所以，和醋一样，过多食用这类物质，造成体内偏酸环境，对于骨质健康会产生不利的影响。

 4. 过量嗜茶与骨质疏松症有关？

不论是清新的绿茶，花香浓郁的乌龙茶，还是陈香醇厚的普洱，细啜一口，茶香四溢，感染每一寸味蕾。饮茶深受大家喜爱，但茶饮是否会导致骨质疏松呢？

针对以上疑问，笔者搜索了很多国内外的研究论文，得出以下论点：目前，国内外关于茶与骨代谢的研究结果显示，喝茶并不会导致骨质疏松。相反，许多动物与人体实验结果发现，绿茶、乌龙、红茶、普洱中的水溶性成分如茶多酚、茶色素、茶多糖等可以通过抑制炎症因子、增加成骨细胞的数量，其抗氧化作用可以提高骨质密度。除此之外，经常喝茶还有助于人体氟元素的补充，也有利于防止或延缓骨质疏松症的发生、发展。

虽然喝茶对骨质疏松症有益处，但不适当地饮茶对身体亦是有害无益。例如，有些茶友喜欢喝浓茶，殊不知，浓茶中的咖啡因可明显抑制钙在消化道中的吸收，加速钙从尿液排泄，从而增加骨钙的流失，时间长了便会出现骨质疏松症，因此饮茶以清淡为宜，不要饮用浓茶。

5. 过度饮酒与骨质疏松症有关？

张小姐今年33岁，在一家企业做市场营销。工作上免不了交际应酬，酒桌上的推杯换盏、觥筹交错，一周要上演好几回。近段时间，公司业务量大，张小姐的应酬也多了起来，喝酒的次数和量也随之加强。忙完这一段后，张小姐时常觉得骨头酸痛，开始还以为是感冒了，可是到医院一查，竟是骨质疏松症。检查结果一出，张小姐百般不解，自己这么年轻怎么会得这个病？

其实，三十几岁的张小姐患上骨质疏松症，饮酒过多是最主要的原因。喝酒伤身可能谁都懂，但是因喝酒患上骨质疏松症，可能很多人会一脸懵。事实上，适当喝酒对于强身健体有一定好处，比如每天饮酒不超过 100 克，可以舒筋活血，减少心血管疾病的发生。但是不论吃什么喝什么，都得适量，如果饮酒过度了，就可能导致骨质疏松症。可能有人会有这样的疑问，骨质疏松症不是缺钙引起的吗，和喝酒有什么关系？过量饮酒会损伤胃黏膜，影响钙、磷和维生素 D 的吸收，损害肝脏、肾脏，因而维生素 D 的活化和肾脏对钙的重吸收就会受到影响，加速钙从尿中丢失。酒精还会抑制骨细胞的正常代谢，容易出现骨质疏松症，由此看来，健康的生活方式是预防疾病的不二法宝。

 ## 6. 吸烟与骨质疏松症有关？

27 岁的赵先生是销售经理，平时应酬颇多，烟不离身，生活作息无规律。前不久，他走路时脚扭了一下，居然站不起来。医生检查发现是脚踝部发生了骨质疏松性骨折。赵先生很纳闷：我才 27 岁，骨头怎么就那么不经碰？原来，赵先生有常年大量吸烟的嗜好。吸烟会影响体内维生素和激素的代谢，而这些物质对于健康的骨骼都是必需的。

长期吸烟是骨质疏松症的主要危险因素之一，赵先生就是一个很好的例子。据原卫生部发布的《中国吸烟危害健康报告》，进一步证实，吸烟会降低骨密度，增加骨折发生的风险，而吸烟对于女性骨质疏松的影响尤其大，而女性患骨质疏松的危险性本身就高于男性。据医学统计，在不吸烟的中青年女性中，因一名家人每日吸烟，患骨质疏松症的概率是不需被动吸烟者的 2 倍。而家人中吸烟人数在 2～3 名的中青年妇女，患骨质疏松症的概率则是正常的 3 倍，同时她们发生骨折的可能性也是普通人的 2.6 倍。吸烟降低骨密度峰值，主要通过三个途径：①促进骨吸收，吸烟者血钙增加，尿钙排出增加；②抑制骨形成，吸烟者骨小梁体积、骨形成率和骨骼矿物质盐沉降率明显降低；③不管男性还是女性，吸烟对内分泌激素都会有明显的影响。总之，过量吸烟可不同程度地导致骨质疏松症的发生，应提倡不吸烟。

现今，因男性香烟市场饱和，很多香烟广告开始瞄准女士，刻意把吸烟塑造为优雅、性感的行为。其实恰恰相反，如果因吸烟而患上了骨质疏松症，身高缩短、驼背，很难再拥有挺拔的优美体态。所以，不管男性还是女性，都要抵抗住香烟的诱惑，远离烟草制品，守护骨骼健康。

7. 喝咖啡会导致骨质疏松症吗？

咖啡，作为世界三大饮品之首，被越来越多的人喜爱，甚至有人每天喝的咖啡超过了饮水的量。与其受欢迎程度一样，关于咖啡对健康影响的争议也从未停止过。科学家们用了几十年的时间，做了大量的研究，证明：总体来说，咖啡对于人体健康，利大于弊，特别是对于冠心病、大肠癌、肝癌、乳腺癌等疾病的预防。那么，喝咖啡会不会导致骨质疏松症呢？

发表在 *Food Science and Nutrition* 的"咖啡与人类健康的系统综述"，评估了 20 份关于咖啡与骨质疏松症和骨折的人群研究，得出的结论是：骨质疏松症和骨折是由多种病因造成的，目前没有任何研究能够确证咖啡和咖啡因与发生骨质疏松症和骨折有明确的因果关系。发表在 *Bone* 的"咖啡与骨折风险的系统综述"，纳入了 9 项队列和 6 项病例对照研究，涵盖了 25 万名研究对象，研究结果显示：每天饮用 3～5 杯以上的咖啡，会增加女性骨折风险。哈佛大学公共卫生学院网站上有一篇名为《Calcium：What's Best for Your Bones and Health?》的文章中提到，骨质疏松症患者需要小心咖啡因和可乐。目前结论虽并不完全一致，但有一些证据表明，每天喝大量咖啡（大约四杯或更多），会增加骨折的风险。对于 50 岁以上的女性，建议控制咖啡的摄入量，而已经被确诊为骨质疏松症的患者，实在忍不住想喝咖啡，可以喝点多兑牛奶的拿铁。

其实发生骨质疏松症未必是咖啡的错，不能轻易说喝咖啡容易得骨质疏松症。有研究报告指出，咖啡中的咖啡因会增加尿中钙质的排泄及促进小肠中钙质的分泌，且作用和咖啡因的摄取量成正比，因此长期大剂量饮用咖啡（咖啡因摄入量每天＞300mg，约每天 3～4 杯咖啡），会增加骨质疏松症的风险。所以，建议喜欢喝咖啡的朋友，喝咖啡时适量不贪杯，咖啡与其他的饮料一样，小酌怡情，贪杯伤身，过多饮用对身体不利。

 8. 过量饮用碳酸型饮料会导致骨质疏松症？

碳酸饮料是很多年轻人的心头爱，尤其是在炎热的夏季，一瓶冰镇后的碳酸饮料，一饮而尽劲爽刺激的口感，会让人感觉很舒服，不仅消除了炎热带来的口渴，更能缓解心理上的那种炙热感觉。有人把吃剩的猪肋排骨泡在可乐里，几天后摇晃装可乐的瓶子，肋排变得粉碎。长期喝可乐会有什么结果呢，显然不会有实验那么夸张，但这个实验至少是给我们发出了可乐与骨质疏松症的警示。

市场所买的所有碳酸饮料里，大部分都含有磷酸。因此，大量饮用碳酸饮料会导致人体对磷的过多摄入。所以，当大量饮用碳酸饮料的时候，人体对钙的吸收就会显著降低，减少了骨骼对钙的储存。年轻人长期过量饮用碳酸饮料会对骨骼产生潜移默化的影响。

所以过量饮用碳酸饮料，虽然没有实验那样可怕，但也足以引起人们的重视。

 9. 长期坐办公室，也会得骨质疏松症？

从事公司文员工作的 30 岁的小丽，是父母长辈眼中的乖乖女，也是个标准的"宅女"，从早上进办公室开始就一直坐着，经常从上班坐到下班都不挪窝。下班回家也是在家宅着，"葛优瘫"等各种姿势怎么舒服怎么来，很少进行户外运动。周末，小丽的朋友好不容易拽着她去郊外踏青，途中一不小心崴了脚，立马肿成一个白"馒头"。小丽赶紧到医院拍片，是踝关节骨折，再一查骨密度，竟然是骨质疏松症！医生了解了小丽的生活习惯后，心中便有了数。久坐不动正是小丽提前患上老年病——骨质疏松症的"元凶"，不

爱运动，骨组织中骨量自然会降低，骨头自然比较脆，轻轻一崴脚就骨折也不难理解。

要知道，骨骼的生长、发育、成熟、老化的过程，是一个不停进行着的破坏与修复的过程，会受到很多因素的影响，其中保持适量的运动、给予适量的骨骼负荷是重要影响因素之一。适量的刺激和负荷，对骨的生长和再建来说是一种机械性刺激，如果失去这种刺激，骨的生长和重建均会受到影响。运动是很好的提高骨密度的方式，不管是体力劳动，还是体育运动，它们都可以刺激骨生长和重建，由于二者强度不同，产生的结果也会不一样。与长期坐办公室相比，体力劳动者的骨量明显要高，如果长期坐办公室工作又很少进行体育活动，骨骼长期废用就会造成骨中矿物质含量减少，骨内微细结构发生改变，从而发展为骨质疏松症。读完这些，就不难理解为什么小丽这样的"乖乖女"，也会发生骨质疏松症了吧。所以，久坐伤身，别老坐着，起来动动！

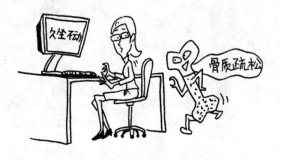

 10. 保持日常生活活动中的良好姿势对骨质疏松症患者有何改善?

保持良好的姿势和正确的身体活动方式，对身体健康非常重要，特别是已经患有骨质疏松症的患者，应该知道如何正确地行走、坐、立，可以帮助其恢复生活活力，避免疾病进一步加重。为了减少脊柱所承受的压力，正确的身体活动和姿态的最重要的一个原则是保持直线，即头、肩、脊柱、髋部应该相互之间保持准直。如果总是一副头部低垂、腰部前弯、脊柱扭曲、无精打采的姿势，势必会对脊柱造成不良影响。即使是在咳嗽、打喷嚏或登高取物时，都应该防止身体前弯。

（1）站立　抬头、收紧下颚，双肩轻微收缩，保持腰部自然的角度和腹部平直，双腿和膝盖朝前对准脚尖。在一个位置久站后，一只脚可以踏在一个小平台上，双脚不时交换一下，这样就不太容易疲劳（图 4.1）。

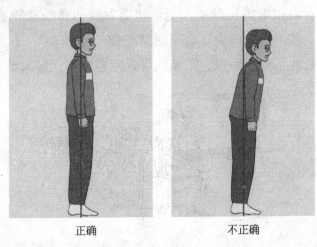

正确　　　　　　　　　不正确

图 4.1　站立

（2）坐姿　坐在沙发或靠背椅上时，在腰背处垫上足够厚的软垫或枕头。在阅读、系鞋带等活动时，要保持腰部自然姿态和背部平直的姿势（图 4.2）。

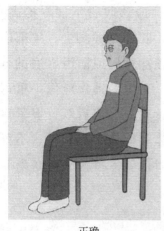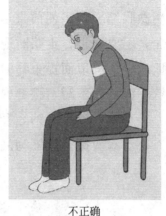

正确 不正确

图 4.2 坐姿

（3）起卧 仰卧时，可在双下肢下垫一软枕（高度以感到舒适为宜）。侧卧时，应使腰椎在同一水平线上（可在腰后垫一枕头），下肢保持稍屈髋、屈膝。俯卧位时，床垫要平，以免腰部过度后伸。

上下床避免腰部用力。躺下时，先坐于床沿，双手伸直放于身体后面支撑上身，慢慢躺下，起床时也应用胳膊支撑上身起床（图 4.3）。

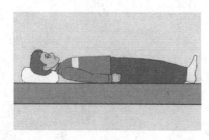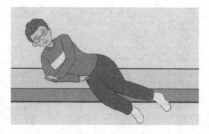

正确 不正确

图 4.3 起卧

（4）行走与提重　行走时，应该收紧下颚，抬高头部，肩胛稍微收缩。脚步朝前直走，膝盖对齐脚尖，膝部应该稍有弯曲，不要僵直；走路时应该穿橡胶或防滑鞋底的鞋，足跟落地应轻。从地面提重物时，正确的动作应像举重运动员提杠铃一样，先下蹲，腰部保持直立，然后双臂握紧重物后起立；转身时，以足为轴，身体和物体一起转动，不可旋转腰部、移动双腿搬。放下物品时也要保持腰部直立蹲下。

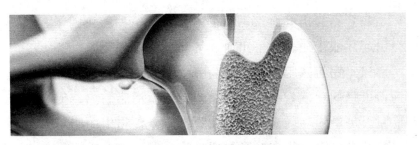

第五章　钙质与骨质疏松症

1. 钙对身体有何益处？

钙是生长发育不可缺少的元素，它对人体诸多系统都存在影响，骨骼形成、肌肉收缩、心脏跳动、神经以及大脑的思维活动、人体的生长发育、消除疲劳、健脑益智和延缓衰老等，可以说生命的一切运动都离不开钙。让我们先对与钙有关的健康问题做如下了解。

（1）钙与血压　对于妊娠高血压病人，用钙剂治疗早已成为常规。医生发现对高血压病人提高钙摄入比降低钠摄入更容易实现。每天摄钙 1300 毫克的人，比每天摄钙 300 毫克者，高血压发病率降低 12%；40 岁以下人群中患病危险性减少 24%。

（2）钙与预防心脏病　钙离子参与心肌收缩、心电传导，缺钙可以引起心肌收缩无力、心律失常。每天摄钙 2200 毫克可减少胆固醇 6%，其中危害最大的低密度脂蛋白胆固醇减少 11%，而有益的高密度脂蛋白胆固醇保持不变。

（3）钙与出凝血　钙离子本身就是一种凝血因子，缺乏会引起牙龈出血、皮下出血、月经过多，甚至尿血。

（4）钙与减肥　血钙升高可增加人体降钙素的分泌。降钙素可降低食欲，减少进餐量。钙能激活脂肪酶，促进脂肪代谢。足量的钙摄入，可以在肠道中与食物中的脂肪酸和胆固醇结合，阻断肠道对脂肪的吸收，促进排出体外。

 2. 缺钙可导致什么疾病？

有这样一句顺口溜，不知道大家听过没有："男人缺钙雄风不在，女人缺钙衰老变快，小孩缺钙成长不快，老人缺钙小心摔坏！"想表达的就是缺钙对人体的危害性。

据分析，人类 135 种基础疾病中有 106 种与缺钙有关，常见的包括以下几种疾病。

（1）骨质疏松症。

（2）骨质增生。

（3）心脏血管疾病。

（4）高血压。

（5）动脉硬化。

（6）糖尿病。

（7）各种结石病。

（8）老年痴呆。

（9）各种过敏性疾病。

（10）肝脏疾病。

（11）肾病综合征。

（12）经前综合征。

（13）性功能障碍。

（14）某些癌症。

这些疾病都与缺钙有关。

3. 骨钙丢失与衰老是怎样的关系？

钙是构成人体成分的一种无机元素，也是骨骼中含量最丰富的矿物质。前面笔者提到，钙与人体的很多生理功能息息相关。可能很多人不知道，其实，钙与衰老也存在着一定的联系。在正常情况下，成年时骨骼钙的含量在 1200 克左右，一般来说，健康人体在 30～40 岁时骨量达到峰值，此前机体内储存的钙含量越多，以后骨钙丢失的危险性越小。因为 40 岁以后，人的各方面生理功能开始减退，人体能摄入的钙也会减少。人过中年，每年骨钙丢失在 0.7%～1%，

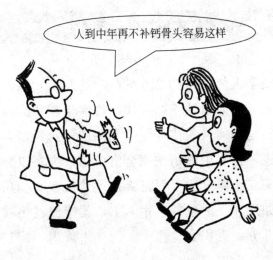

人到中年再不补钙骨头容易这样

对于女性来说，更年期及绝经期后，骨钙丢失会进一步增加，而 65 岁以后，女性丢失的骨钙可达 30%～50%，男性约 20%～40%。这种长期持久的负钙平衡的状况，如果没有得到有效干预，将会伴随人的一生直到生命结束。同样，这个漫长的人体钙丢失的过程，也会导致人体内钙的分布异常，逐渐出现衰老。

 4. 钙在人体内有哪几种存在形式？

（1）无机钙　氧化钙、氯化钙、碳酸钙、氢氧化钙、磷酸氢钙。

（2）有机钙　醋酸钙、酸钙、泛酸钙、葡萄糖酸钙、枸橼酸钙、苏糖酸钙、天冬酸钙、氨基酸钙、螯合钙。

（3）活性形式　钙离子。

 5. 钙在人体内是如何运转的？

钙占正常人体体重的 2%左右，是人体含量最高的矿物质成分，如果钙元素缺乏，人体的许多生理功能将会受到影响。那么钙是如何被人体吸收与利用的呢？当富含钙的食物进入胃肠道，食物中的钙被完全溶解后，大多以分子、离子的形式聚集在小肠上段，等待着被人体吸收和利用。在这种情况下，如果存在适量的维生素 D，就能促进钙被肠道的吸收，绝大部分钙沉积到骨骼中。钙在人体内不能被合成，食物中的钙大部分不能直接被吸收，但如果遇到硫酸软骨素，就能产生丰富的骨胶原，加固骨骼，并且把钙黏合到恰当位置，形成新的骨物质。不然的话，大部分的钙元素，还未被吸收，就直接被排泄出去了。钙在人体的分布见图 5.1。

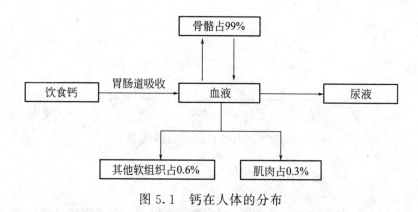

图 5.1　钙在人体的分布

 6. 饮食中的钙是怎样被人体吸收的?

　　饮食中的钙需要在人体内经过复杂的消化吸收过程，才能真正为人体所用，发挥生理作用。食物中的钙主要是被运行至小肠的上段，尤其是十二指肠，通过小肠壁而吸收。当人们通过饮食摄入的钙量较少时（＜200 毫克/天），钙吸收主要在小肠以主动吸收的方式进行的，其吸收率为30％～40％，当饮食中摄入的钙量过多时，主动转运达到饱和，钙即以被动扩散的方式按浓度梯度的扩散机制进行转运。小肠对钙的吸收示意见图 5.2。

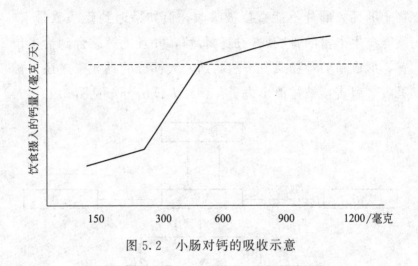

图 5.2　小肠对钙的吸收示意

7. 影响钙吸收的食物和药物因素有哪些？

　　某些食物影响钙的吸收，如钙片不宜与含草酸的食物同服，如菠菜、芹菜、雪菜、竹笋、洋葱、苋菜、空心菜、茭白、毛豆等，草酸在人体内会与钙生成草酸钙；谷类、糠皮及豆类外皮含较多的植酸，可与钙结合成不溶性的植酸盐，这些食物都不利于钙的吸收。饮食中膳食纤维摄入过多，亦会影响钙的吸收。另外，如果脂类食物摄入过多，大量的游离脂肪酸也可与钙离子结合，妨碍钙的吸收，酒精、咖啡因也会影响钙的吸收，所以在补钙期间要少吃上述食物，尤其是菠菜，适当减少粗粮的摄入量，特别要防止暴饮暴食，过多摄入脂类食物。

　　除了食物，钙的吸收也受到某些药物的影响，如维生素

D、乳糖、氨基酸等可增加钙制剂吸收。糖皮质激素、氢氧化铝、H_2受体拮抗剂、四环素、异烟肼等会妨碍钙制剂吸收。在服用这些药物时，注意避免将这些药物与钙剂同服，如果需要服用，与钙剂服用的相隔时间不少于 2 小时。除此之外，钙剂不宜与地高辛合用；与噻嗪类利尿药如氢氯噻嗪同用时易发生高钙血症；与含钾药合用时需注意心律失常的发生（图 5.3）。

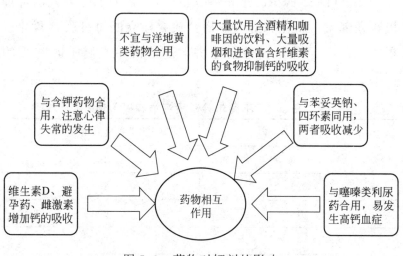

图 5.3　药物对钙剂的影响

 8. 每日需摄入多少毫克钙，才能满足日常需要呢?

　　2017 年国际骨质疏松症基金会的一项系统评价显示，北欧地区人群每天钙的平均摄入量最高，人均超过 1000 毫克。南亚和东亚则最低，通常每天不到 400 毫克，亚洲大部分地区人们每天摄入的钙水平通常低于 400～500 毫克，膳食水平钙摄入量极低。根据这项研究，可以发现，国内大部分人群都处于钙摄入不足的状态，那么，我们每个人究竟每天需要摄入多少毫克钙，才能满足日常需要呢？关于这个问题的答案，可以参考中国营养学会发布的《中国居民膳食营养素参考摄入量》的推荐，不同年龄人群推荐每日元素钙摄入量有所不同（表 5.1）。膳食营养素参考摄入量，即 DRIs（Dietary Reference Intakes），是为了指导人们合理摄入营养素，根据营养科学研究成果建立的每日膳食营养素摄入量的一组数值。通俗地讲，就是指导人们平时吃饭的标准。

表 5.1　不同年龄阶段钙推荐摄入量

年龄/岁	推荐钙摄入量/毫克
0	200
0.5	250
1	600
4	800
7	1000
11	1200
14	1000
18	800
50	1000
65	1000
80	1000

续表

年龄/岁	推荐钙摄入量/毫克
孕早期	800
孕中期	1000
孕晚期	1000
哺乳期	1000

注：《中国居民膳食营养素参考摄入量》（2013 版）。

 9. 食物补钙怎么补？

　　食物补钙是指通过食物摄取的方式获得元素钙。常见食物钙含量见表 5.2，从表中可以看出，这些食物的钙含量参差不齐，每 100 克食物含钙量低者仅数毫克，高者达到 1000 毫克以上。在普通食品中，牛奶被认为是"最好的钙源"，每 100 毫升牛奶含钙量约为 120 毫克，而且牛奶中的钙质容易被吸收利用，牛奶在生活中容易获得，大部分人经济能力可以承受。其次，黄豆、黑豆及豆制品含钙亦较多；虾皮、海带、紫菜、芝麻酱等含钙均很丰富，绿叶蔬菜也是我国膳食中钙的主要来源。

表 5.2　普通食物的钙含量

食物名	钙含量/（毫克元素钙/100 克食物）
大米	14
玉米	22

食物名	钙含量/(毫克元素钙/100 克食物)
绿豆	80
芝麻	564
白菜	61
韭菜	48
猪肉	6
鸡肉	11
牛肉	10
鸡蛋	55
面粉	25
红豆	76
黄豆	367
青豆	200
芹菜	160
海带	1177
木耳	57
鲤鱼	25
虾皮	1200
牛奶	120

值得关注的是，我国最常用的食物如大米、面粉、猪肉等含钙量极低，并且还存在种种影响钙吸收的因素，所以如果仅是通过普通食物补钙，远不能满足中国居民膳食营养素日参考摄入量要求。按我国的饮食习惯，以米、面、肉类为

主要食品的地区，缺钙将是一个主要的健康问题。为使食物中的钙量满足身体的需要，解决的办法之一是改变饮食习惯，增加乳类、豆类的摄入；高粱、荞麦片、燕麦、玉米等杂粮较稻米、面粉含钙多，平时应适当吃些杂粮。食物的保存、烹饪方式也会影响钙质的质量和摄入。例如，食物保鲜贮存可减少钙耗损，牛奶加热不要搅拌；炒菜要多加水、时间宜短，菜不能切太碎；菠菜、茭白、韭菜都含草酸较多，宜先用热水浸泡片刻以去除草酸，以免与含钙食品结合成难以溶解的草酸钙。钙质的补充尽可能通过饮食摄入充足的钙，饮食中钙摄入不足时，可给予钙剂补充。

 10. 喝骨头汤能补钙吗?

　　生活中经常会有许多人相信"吃什么长什么"的俗语，有些缺钙人群每日三餐均要喝一大碗排骨汤或骨头汤用来补钙。其实骨头汤中钙含量并不高，骨头汤到底能不能补钙？有专家曾做过实验，他们发现骨头汤经过反复煮到第四遍才有少许钙质析出，也就是说人们平时熬的骨头汤内钙含量几乎跟白开水没有区别。骨头内的钙难溶于水，因此骨头汤里钙含量极低，相反含有大量的脂肪，中老年人过多摄入骨头汤，非但不能补充钙剂，反而增加高血脂的发生风险，往往事与愿违。"骨髓油"常常会使人肥胖，而对骨质的改善却没有什么好处。因此，骨质疏松症患者应该在医生指导下合理调整饮食结构。

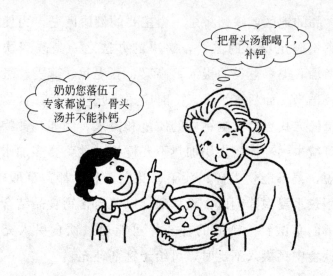

 ## 11. 吃盐与补钙矛盾吗?

盐，是人们生活中不可或缺的一种调味品，不管是从饮食调剂方面还是从营养摄取方面来说，都是无可替代的。然而，什么东西摄入多了都不益于身体健康，盐也不例外，比如说盐摄入过多，容易诱发心血管、肾脏、骨质疏松症等疾病。

"少吃盐可补钙"的观点，最先是由英国科学家提出的。他们在研究中发现，饮食中盐的摄入量是钙排出量多少的主要决定因素，摄入盐越多，尿中钙的排出量也越多，而且盐的摄入量越多，钙的吸收就越差。因为食盐中含有钠离子，钠和钙在人体代谢过程中具有关联性，如果长期摄入过多食盐，钠排出增加的同时，也会增加钙的排出，从而可能会导致骨骼变薄甚至骨质疏松症，骨折的风险也会随之增加。比方说一个正在青春期长个子的少女，吃盐过多会导致钙的排出增多，吸收减少，进而会引起骨质脱钙，骨质发育不良；而绝经后的妇女，骨质疏松症的发病率本来就高，平时炒菜如果再喜欢吃咸，尿钙排出量会增加，骨钙流失也增加，无疑会推动骨质疏松症的提前到来。

按照 WHO 推荐的标准，正常人群每日摄入盐量以 5 克为宜，最好不要超过 6 克。因为正常人 24 小时的正常排盐量为 3～5 克，如果在食物中每日补充 5 克盐，正好可满足人体正常需要。

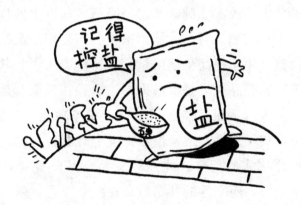

12. 补钙首选保健品，对吗?

某公司的销售部老大王哥，年近四十，迎来了人生的事业巅峰，本来是很开心的事，可是最近他碰到了一个问题，让他终日愁眉苦脸。原来，上周去医院体检，医生诊断为缺钙，要给王哥开点钙剂，王哥当即很自豪地说："不用开，我已经在网上购买了保健品。"可医生接下来的话，让王哥满满的自信心跌落千丈。"你买的钙剂是保健品还是药品？"王哥脸上一个大写的惊讶："补钙的不都是保健品吗？居然还有药品？"没错，很多补充剂如钙、铁、维生素都有药品和保健品之分，医院里医生开的是药品，而在网上购买或药店里买的绝大部分是保健品。那么，既然都是微量元素补充剂，为什么要分药品和保健品？它们到底有什么区别？

首先，使用目的不同：药品是用来预防、治疗、诊断疾病，有目的地调节人的生理功能并有规定的适应证或者功能主治、用法和用量；保健品用于调节机体功能，提高人体抵御疾病的能力，改善亚健康状态，降低疾病发生的风险，不以预防、治疗疾病为目的。简单来说，药品用于治疗、预防疾病；保健品用于提高生活质量、维持健康水平。其次，适用人群不同：药品一般是疾病人群，拿补钙来说，是已经确诊为缺钙的人群；保健品适用于符合相应功能的特定人群。此外，药品和保健品在质量控制标准上有着较大的区别，药品必须经严格实验研究，才能获食品药品监督管理局的批准，简单来说，药字号的补钙药品在生产工艺、质量控制方面优于食健字号的保健品。而且药品有严格的销售规范可循，即遵循《药品经营质量管理规范》，如果有问题可追溯到每盒药品的销售终端。而保健品像超市卖的食品一样，销售管理相对不严格，不易追溯，易出现假冒伪劣现象。

保健品绝对不可以代替药品！某长辈有糖尿病，她觉得降糖药长期吃会有不良反应，而保健品对病情又有帮助，又没有不良反应，于是干脆吃起了保健品。这种做法是不正确的，保健品仅仅对疾病起到的是辅助作用，针对疾病本身治疗意义不大，只吃保健品降血糖是不行的，而药品才是真正对疾病有效的。如果您实在忠实于保健品，您可以在吃药的同时，配合服用一些有质量保证的保健品，但切记，不能喧宾夺主。这也回答了开篇的问题：如果您或您的家人已经确诊为缺钙，应该用药品补钙。那么，这样说的话，可不可以用药品代替食物呢？比如，用补钙药品替代补钙食物长期吃可以吗？这也是不提倡的，没事别乱吃药，一切遵从医嘱。"是药三分毒"，药品在治疗疾病的同时会有药物不良反应，所以，把药品当保健食品也是绝对不可以的。

因此，对于缺钙的朋友，建议选择正规药品进行补钙，一味选择保健品或食品，并不能保证摄入充分的钙质。

 13. 市场上的常见补钙制剂药物有哪些？

目前，被我国食品药品监督管理局批准的钙制剂品种较多，林林总总，十分丰富。按照钙盐的成分可以分为三类：无机钙、有机钙、天然生物钙。无机钙主要有碳酸钙、氯化钙、磷酸氢钙、氧化钙和氢氧化钙等，有机钙主要有葡萄糖酸钙、乳酸钙、醋酸钙、枸橼酸钙、柠檬酸钙、苹果酸钙、L-苏氨酸钙和氨基酸螯合钙等，天然生物钙包括活性钙、牡蛎碳酸钙（盖天力）、龙牡壮骨冲剂等。按组分可分为两类：一类是单纯钙，以碳酸钙、氯化钙、葡萄糖酸钙等其中的某一钙盐为主体，再与辅料加工而成；另一类是复合钙，以2种以上的钙盐与酵母及各种维生素组成的［如维 D_2 磷酸氢钙（维丁钙）、巨能钙等］以增加钙的吸收，此类制剂是一种很有潜力的制剂。不管怎么分类，目前临床上备受推崇的钙剂主要是碳酸钙、枸橼酸钙和氨基酸螯合钙三种钙制剂。

 14. 常见药物钙剂特点是什么?

琳琅满目的钙剂，铺天盖地的广告，让全民进入了补钙时代。购买钙剂时，很多人都会看得眼花缭乱、目不暇接，大众不禁会问：怎么有这么多品牌的钙剂，它们有什么区别呢？为此，笔者总结了市场上常见的钙剂，梳理了各自的特点，大致如下。

（1）氯化钙、葡萄糖酸钙和乳酸钙　这 3 种都是传统的钙剂，有效钙含量低，一般不用来口服补钙。临床上多用其注射剂治疗急性低钙血症和某些过敏性疾病。

（2）活性钙　主要成分是氧化钙和氢氧化钙。有效钙含量虽然很高，但水溶性差、碱性极强，对胃肠道刺激较大。

（3）牡蛎碳酸钙　以富含钙质的天然物质为原料制成的活性钙制剂，不良反应较少、价格适宜，曾一度广泛应用。但因钙含量低，每片含元素钙仅 25 毫克，需服用多片才达到所需的补钙量。

（4）碳酸钙　含钙量高，但是溶解度偏低，会中和胃酸，容易引起嗳气、便秘等不适，对于胃酸缺乏者不宜服用。

（5）枸橼酸钙（司特立）　含钙量每片约 105 毫克，虽比碳酸钙制剂低，但明显高于葡萄糖酸钙、乳酸钙、盖天力，溶解度明显高于葡萄糖酸钙、乳酸钙、碳酸钙。枸橼酸钙的吸收不依赖胃酸，用后不会有嗳气和胃不适感，适用于胃酸分泌不足的人群。

（6）氨基酸螯合钙（乐力）　氨基酸、维生素、微量元素、钙共同形成的螯合物，pH接近中性，溶解度高，吸收率高。虽然每粒含元素钙250毫克，但生物利用度高，无明显毒副作用，临床应用也较多，价格略贵。

 15. 选择药物补钙制剂时，如何看懂"配料表"？

（1）看元素钙含量（表5.3）　补钙要注意查看产品包装上元素钙的含量，按照人们的一般看法，好像是含钙量越高的钙片就越好，事实并非如此，钙剂中真正被吸收的是其中的"元素钙"，所以补钙产品的元素钙含量是关键所在，元素钙摄入的多少是衡量补钙是否足够的临床主要标准。常用的碳酸钙、葡萄糖酸钙、氨基酸钙、乳酸钙及磷酸氢钙，其实都是钙的化合物，即钙盐制剂。有些钙制剂上标明的是钙化合物的含量，而不是元素钙的含量，购买时一定要看清楚，不同的钙剂元素钙的含量千差万别，其中，碳酸钙的元素钙含量相对较高。

表 5.3　临床常用钙剂的钙含量（单剂量元素钙含量）

化学成分	部分商品名	元素钙含量/毫克
碳酸钙	钙尔奇、凯思立、迪巧等	300～600
柠檬酸钙	美信钙	315
氨基酸螯合钙	乐力	250
乳酸钙	盖中盖	100
氯化钙	活性钙、钙力保	25～125
葡萄糖酸钙		30

（2）看有无维生素 D 搭配　搭配了维生素 D 的钙制剂，补钙吸收好。各种钙盐不仅元素钙含量不同，钙吸收情况也存在差异，例如葡萄糖酸钙为 27％、乳酸钙为 32％、柠檬酸钙为 21％、碳酸钙为 39％。碳酸钙 D_3（钙尔奇）片，不但采用了碳酸钙源，其中同时含有维生素 D_3 125 国际单位，这样大大提高了钙的吸收率和利用率，所以也是当前使用最广泛、性价比较高的钙盐制剂。

（3）看性价比　认清真正性价比，并不是只比较单片或单瓶价格，而是要看清每片的钙含量及满足一日所需的服用量。

在选择钙剂时，建议根据自己情况选择，不要盲从。根据个体缺钙程度，对钙制剂的耐受程度不同等情况，钙制剂的用量也不尽相同，而且个体饮食中的钙摄入量因人而异，所以建议在医生的指导下选用钙制剂。

16. 补钙制剂到底该如何吃？

（1）服用时间　补充钙制剂建议清晨或睡前服用，餐后 1～1.5 小时、睡前 2～3 小时为宜。因人体内的血钙水平后半夜与清晨最低，餐后隔段时间服用可减少食物对钙吸收的影响。老年人或胃酸分泌功能不佳的患者不宜空腹服用。

（2）嚼碎服用　由于药物的体表面积增加，利于钙的吸收。

（3）分次服用效果好　如果钙剂服用剂量较大，建议分开服用，因为大量钙剂一次无法全部吸收，出现便秘、胀气等副作用的概率也较大。空腹吃钙片，容易引起胃酸过多，引起不适。因此建议补钙少量多次，在三餐时或三餐后服用。

17. 钙片没有不良反应吗?

有些人随意增加口服钙片的剂量，有些人漏服用后下一次就加倍服用，他们认为钙片没有副作用，服用多少都无关紧要，这些都是错误认识。钙片如同其他药物一样，适量地补钙没有明显的、严重的不良反应，而在大剂量服用的情况下也会产生不良反应，如恶心、呕吐、纳差、腹胀、便秘等消化系统症状。补钙过量，影响矿物质吸收，因为人体中的营养素含量需要处于一个稳定、平衡的状态，这有利于相互促进吸收，否则反之。实验证明，高钙的补充可以明显抑制铁、锌、镁、磷的吸收。过量补钙还可能导致血液中钙含量增加，高钙血症会加速动脉中沉积物的形成，导致异位钙化，最终由于动脉粥样硬化而加速心脏病的形成。

18. 补钙过多有副作用吗?

钙在肠道内的吸收是个主动过程，即钙的吸收需要肠道黏膜上的钙泵活动转运，当转运过程达到饱和量时，其钙的吸收率便会降低或不再被吸收，因此钙摄入过量并不能起到相应的强化骨骼的作用，补钙要适量，不能多多益善。

若长期过量补钙，会造成不必要的浪费，加重胃肠道的负担，出现胃痛、便秘等不适，影响铁及维生素等营养物质的吸收，出现高钙血症，甚至增加胆结石、肾结石的发病率。儿童补钙过量，还可能会导致身体浮肿、多汗、厌食、恶心、便秘，严重的还可引起高钙尿症，限制大脑发育，影响正常发育。老年人因肝肾功能减退，所以在补钙时也更要格外注意，曾有一名 78 岁的台湾老人，因补钙过多引发肾衰竭死亡。

因此，钙剂的服用应在医师指导下，根据自身实际情况应用。需要记录自己的膳食，通过医师评估膳食中的钙含量，避免因补钙不当损害健康。

19. 血钙不低说明没有骨质疏松症，因而也就不需要补钙吗？

许多人认为血钙不低就不可能得骨质疏松症，骨质疏松症患者的血钙一定低，这种观点是不对的，不能把低血钙与骨质疏松症画等号。血液中的钙浓度通过多种激素的调节得以维持在正常范围之内，钙摄入不足或丢失过多而导致血钙下降时，机体会通过激素的调节，增加破骨细胞活性，动员骨骼中的钙释放入血，维持血钙在正常范围。反之，当膳食中钙摄入过量时，钙调节激素通过刺激成骨细胞活性使多余的血钙沉积到骨骼上，上述平衡如被打破即会引发骨质疏松症。由此可知，血钙正常并不能说明骨骼中不缺钙，缺钙水平并不能反映骨质疏松症存在与否以及严重程度，事实上原发性骨质疏松症即使发生严重的骨折，其血钙水平也可能是正常的，因此是否需要补钙，不能仅仅根据血钙水平而定。

20. 有骨质增生，不能补钙吗？

经常会有骨质疏松症的患者问这样的问题："我有骨质增生，是不是钙补多了？""我都已经长骨刺了，还能补钙吗？""补钙会不会让骨刺越长越大？"事实上，"补钙"和"长骨刺"是两个不同的概念。骨质疏松症时补钙的目的是增加血钙，让补充的钙能够沉积到骨骼之中，使骨质更加致密而非过度生长。而骨质增生的原因之一就是因为骨质疏松后机体在代偿过程中发生钙的异位沉积，本应进入骨骼内部的钙沉积修补在某些受力最大的骨面上，如颈椎、腰椎、足跟骨等，从而形成骨刺。通过补钙，恰恰可以纠正机体的缺钙状态，可以抑制一定程度的骨质增生，减少骨刺的形成。

所以，对于骨质增生患者，适量补钙非但不会导致和加重骨质增生，还可以起到改善骨骼代谢、治疗和预防骨质增生的作用。

21. 长期补钙，会补出肾结石吗？

人们对于长期补钙存在着是否容易得肾结石的疑虑或者

误区。很多补钙或者准备补钙的患者都会询问医生："长期补钙是否会引起结石？"实际上，补钙对结石的影响仍存在争议。一般认为，多食高钙、嘌呤食物、饮水不足是导致泌尿系结石的重要因素，此外，患有甲状旁腺功能亢进，痛风，泌尿系统的梗阻、感染、异物等疾病，也可能导致继发性泌尿系结石。对于尿钙高的骨质疏松症患者，如果长期接受钙剂治疗，肾结石的发生风险较高，补钙治疗需谨慎。但也有临床观察发现，碳酸钙制剂可以降低草酸盐类肾结石的发生率，因为钙能在胃肠道中与草酸结合，形成草酸钙沉淀，从而阻止草酸被小肠吸收，直接排出体外。女性健康行动（WHI）分析则表明，即使同时补充钙、维生素 D 也不增加肾结石的发生风险，该结论可能能平息补钙与产生结石之间的争论。总体来说，钙是维持骨骼健康的基础，补钙应科学、规范，应根据个体情况制定补钙计划，24 小时尿钙可以作为评估补钙是否合理的标准。

 22. 孕期需要补钙吗？

胎儿生长发育所需的钙，全部来自母亲。母亲怀孕期间要承担母、胎两方面钙质的需要量，宝宝身体中的血、肉、器官和骨骼中的钙都源自母亲，所以孕期母亲体内流失的钙量相当大。精子和卵子刚结合时只有针尖那么小，等到怀胎十月孩子出生时，已经长到 2500～4000 克，据测定，一个足月出生的婴儿体内的总钙量为 35～38 克，可见孕妇在孕期的钙流失量之大。钙不仅可以强健宝宝的骨骼和牙齿，还能帮助宝宝拥有健康的心脏、神经、肌肉和凝血功能（图5.4）。对于孕妈妈自身来说，补充足量的钙可以降低高血压和先兆子痫的风险。孕期如果钙摄入量不足，孕妇就会发生腿脚抽筋、麻木不适等缺钙表现，而孩子的生长发育也会受到影响。所以，给准妈妈们补钙事关两代人，除了从食物中摄取外，还需要额外补充钙剂。

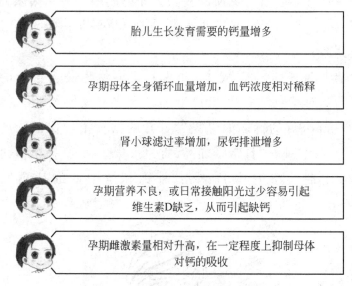

胎儿生长发育需要的钙量增多

孕期母体全身循环血量增加，血钙浓度相对稀释

肾小球滤过率增加，尿钙排泄增多

孕期营养不良，或日常接触阳光过少容易引起维生素D缺乏，从而引起缺钙

孕期雌激素量相对升高，在一定程度上抑制母体对钙的吸收

图5.4 孕期须额外补充钙剂的原因

23. 孕期什么时候开始补钙比较适合？

　　孕期的不同阶段对钙的需求量不相同，补钙的方式也不同。《中国居民膳食营养素参考摄入量（2013版）》对孕期钙摄入量的建议如下（表5.4）。

表 5.4 孕期钙摄入量

孕早期	800 毫克
孕中期	1000 毫克
孕晚期	1000 毫克

　　孕早期（0～12 周末）：胎儿对钙的需求量不大，只要准妈妈日常多吃富含钙质的食物，如奶制品，多晒太阳，基本可以满足母体胎儿钙的需求量，所以孕早期一般无须额外补充钙剂。

　　孕中期（13～27 周末）：孕中期是胎儿快速生长的时期，胎儿对于钙质的需求量增加，母体每天要给胎儿提供 150～350 毫克的钙，如果只靠日常的饮食很难保证钙的摄入量。因此，除了日常增加高钙饮食，建议口服补充钙剂。

　　孕晚期（28～40 周末）：补钙和孕中期的补钙原则一样。

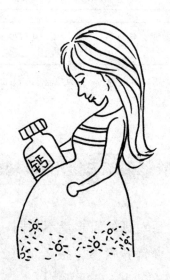

所以，对于准妈妈，孕中期就应该开始补钙，而不是到出现"腰酸背痛、脚抽筋"时才开始补钙，那时候已经到缺钙阶段了。

24. 妊娠中晚期后经常出现腿抽筋是缺钙引起的吗？

一般来说，妊娠中晚期腿抽筋的主要原因是钙缺乏，补充钙剂会缓解该症状。但是腿抽筋还有其他的原因，例如血供不足和疲劳等，有些人激烈运动，保持一个姿势太久都可能会抽筋，这也是为什么有些人吃了钙片还会腿抽筋的原因。但是，如果经常抽筋，还伴随腰背、膝盖痛，就要高度怀疑是骨质疏松或者缺钙，建议前往医院就诊。

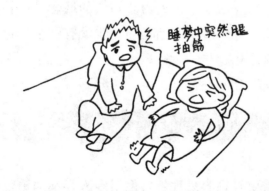

25. 妊娠晚期继续补钙会不会造成胎儿头太硬，生不出来？

妊娠期明显缺钙时胎儿的头会比较软，但是多吃了钙并不会造成胎儿头太硬，没有必要担心胎儿头硬或双顶径比较大不容易生产。和成人不一样的是，胎儿的颅缝没有闭合，在产道的挤压下，胎儿的颅缝可以重叠，双顶径变小，从而顺利地从阴道分娩。所以经阴道分娩的孩子的头往往是"长长的"，过了几天就变得"圆圆的"了。孕期适量补钙并不会造成胎儿头太硬，也不会延长产程。

26. 听说补钙会让胎盘钙化？

关于孕期胎盘的问题，需要首先说明的是，胎盘钙化是胎盘的绒毛闭锁而形成的结缔组织，它是胎盘正常的老化过程，并不属于病理改变。目前没有证据证明，胎盘钙化和孕期补钙有关联。所以，人们需要知道的概念是，补钙不会造成胎盘老化，补钙多少与胎盘的钙化没有关系，也不是补钙越多，胎盘钙化越早。

27. 哺乳期要补钙吗？

孕妇需要补钙容易理解，但很多人都不知道，产后给孩子喂奶的妈妈更需要补钙。母乳喂养的好处人所共知，然而事实上，哺乳期较之孕期的钙消耗量还要大，据研究，每毫升乳汁中含钙 1～1.2 毫克，如果以平均每天哺乳 750～800 毫升来计算，妈妈一天就要给孩子 900 毫克的钙，加上妈妈自身的需要，一天至少要补充 1300～1500 毫克的钙。奶喂得越多，钙的流失也越多，补充的也就应该越多。如果妈妈缺钙没有及时补足的话，乳汁中会发生钙的不足，质量不好的乳汁会直接影响哺乳的效果。所以，哺乳期的妇女更要多补钙。

28. 儿童需额外补充钙制剂吗？

（1）1 岁以下健康婴儿　这个阶段的婴儿每天如果喝 650 毫升母乳，钙的摄入量就达到约 200 毫克，不必担心缺钙；因婴儿配方奶中钙的吸收不如母乳，故其钙含量高于母乳，约 40～50 毫克/100 毫升，一般也能保证喂养孩子的钙需要量。因此，母乳喂养或配方奶喂养 6 个月以下的健康婴儿，不必太过于担心缺钙；对 6 个月以上的健康婴儿，继续母乳或配方奶喂养，并合理添加辅食，也不必担心缺钙。

（2）1 岁以上健康儿童　1 岁以上的健康儿童若能维持每天 500 毫升奶量（如配方奶、鲜牛奶、酸奶或奶酪等），再加上从其他食物中获得的钙，也能摄入足量的钙，不需要额外补钙。

（3）其他孩子　早产、患病及生长异常的儿童是否需要补钙，要由专业医师判断。

所以，儿童补钙首先强调食补，提倡母乳喂养，按时添加辅食，不偏食。日常饮食注意补充含钙多的食品，如牛奶、豆制品、蛋黄、虾皮、鸡肉、肝、花生等。

29. 判断儿童缺钙与否，有检查指标吗？

很多时候，宝宝出现任何不适，当妈的就会以为宝宝可能是缺钙了，比如，宝宝枕秃，宝宝出汗多，宝宝八个月了还没出牙，宝宝个子矮等情况。虽然医学技术日新月异，但如何快速、准确地判断人体的钙营养状况仍是难题之一。

一般来说，血钙测定并不能用于一般人群钙营养状况的判断，发现血钙降低时，不能简单归咎于缺钙，必须进一步查找原因。那么，能不能通过对骨骼中钙的检测来判断人体是否缺钙呢？采用 CT、双能 X 线等影像学检查可以获知人体骨密度，在一定程度上反映人体的钙营养状况，但这些检查有一定的放射损伤，不适合反复检测，更不适合应用于儿童，尤其是婴幼儿。而且 CT、双能 X 线等影像学检查一般在骨矿物质流失比较严重时才能反映出异常，不能早期反映人体内钙的流失与缺乏。目前发展较快的技术是超声检测骨骼强度，它可能成为间接反映人体骨骼健康及钙营养状况的手段，但仍需进一步研究和改进。

30. 如何判断儿童是否缺钙？

目前判断儿童是否缺钙，唯一可行的方法是分析钙的摄入量是否充足。如果小孩的每日钙摄入量充足，能够达到生长发育所需，就没必要担心孩子缺钙。那么，儿童究竟摄入多少钙才属于充足呢？可以参照上面提到的中国营养学会颁布的《中国居民膳食营养素参考摄入量》。这些参考摄入量是科学家们经过长期不懈努力，并结合临床医学研究而获得的，他们针对不同人群，制定了元素钙的平均需要量、推荐摄入量和可耐受最高摄入量。一般来说，如果孩子膳食中的钙摄入量能达到推荐摄入量，就没有必要担心缺钙。

 31. 骨质疏松症都是缺钙造成的，单纯补钙就能治好吗？

许多人都知道年纪大了要防治骨质疏松症，但是却片面地认为骨质疏松症就是缺钙，只要补补钙就行了。其实骨质疏松症的防治不是简单地补充钙片就能解决的问题。骨质疏松症是指骨骼中的有机基质和钙盐因某种原因向外流失，使得机体骨量减少，骨质量下降，脆性增加，骨骼承受日常活动所产生的身体负荷能力下降。治疗骨质疏松症，预防骨折的发生，并不是单纯补钙就行。为什么呢？因为骨质疏松症是多种因素引起的，钙沉积不足，只是其中的一个环节。就像盖房子，需要砖、沙子、水泥、钢筋等多种材料，而且需要组合使用才行。只用砖，不用混凝土和钢筋垒起来的房子肯定不结实，沙子不与水泥混合，永远是一盘散沙，混凝土与砖或钢筋按照合适的比例组合才能达到最佳效果。所以对于明确诊断为骨质疏松症的患者，补钙的同时要补充维生素 D 和其他抑制骨量流失，促进骨形成的药物，才能起到治疗作用。所以，骨质疏松症的治疗需要的是一整套方案，多种药物的长期联合使用，方能起作用。

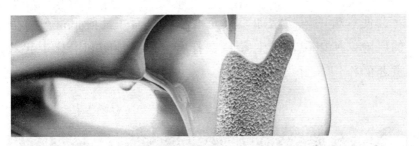

第六章　维生素D与骨质疏松症

1. 只补钙忽视维生素D，对吗？

　　骨骼形成和生长代谢需要钙，钙是骨的原料之一，足量的钙摄入对正常骨骼发育是必要的。很多人一提到骨质疏松症，就想到补钙，却不知补钙也存在钙吸收的问题。而维生素D起什么作用呢？它可以促进肠道对钙的吸收，而且促进肾脏对钙的重吸收，从而减少钙的流失，促进钙的利用，也就是帮助人体对钙的吸收，还可增加肌力，提高神经肌肉协调性以防跌倒。钙质的吸收与维生素D这两者之间的关系，犹如门与钥匙的关系。维生素D是打开门的钥匙，它能使得停留在肠道中的钙质进入血液。维生素D缺

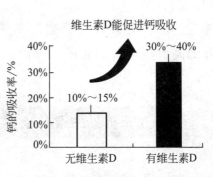

图 6.1　钙与维生素之间的关系

乏会使骨折的风险增加，补充维生素 D 有可能降低部分骨折的风险。所以说，维生素 D 在骨质疏松的预防和治疗中起着重要的作用（图 6.1）。

2. 维生素 D 有哪些作用?

（1）维生素 D 对骨骼系统的作用　补充维生素 D 可增强骨密度，改善肌肉质量和功能，降低跌倒和骨折风险。

（2）维生素 D 对肌肉系统的影响　补充维生素 D 可改善神经肌肉功能和肌力，降低跌倒风险。

（3）维生素 D 对免疫系统的调节作用　维生素 D 参与免疫调节，降低相关免疫疾病的发生风险。

（4）维生素 D 对糖尿病的作用　研究显示，2 型糖尿病患者补充维生素 D 有助于血糖控制。

（5）维生素 D 对肿瘤细胞和患者生存率的影响　研究显示维生素 D 抑制肿瘤细胞增殖，与肿瘤患者生存率呈正相关。

（6）维生素 D 对高血压的影响　补充维生素 D 可有效降低高血压患者的血压。

3. 人体维生素 D 来源有哪几种?

（1）母体来源　胎儿通过胎盘可从母体获得维生素 D，婴儿可以通过母乳获得维生素 D。

（2）外源性 即来源于食物，如鸡蛋、牛奶、维生素 D 奶、鱼肝油等，都含有丰富的维生素 D。

（3）内源性 即人体自身产生，是维生素 D 的主要来源。皮肤中的维生素 D_3 原吸收阳光中的高能量光子，在日光照射下可以转化成维生素 D_3 进入肝脏进行代谢。

维生素 D 来源示意见图 6.2。

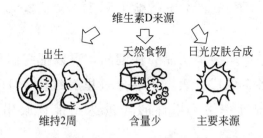

维生素D来源

出生　　　　天然食物　　日光皮肤合成

维持2周　　　　含量少　　　主要来源

图 6.2　维生素 D 来源示意

4. 正常人每天需要多少维生素 D?

有一些老年患者家里的维生素 D 制品可谓五花八门，那么到底怎么吃？吃多少呢？维生素 D 推荐摄入量见表 6.1。

表 6.1　维生素 D 推荐摄入量

年龄/岁	维生素 D/(国际单位/天)
＜65	400
≥65	600
孕期、哺乳期	400

注：《中国居民膳食营养素参考摄入量》（2013 版）。

一般来说，推荐年轻人维生素 D 摄入量为 400 国际单位/天，老年人常规补充维生素 D 600～1000 国际单位/天。老年骨质疏松患者补充维生素 D 800～1000 国际单位/天，可有效预防和治疗骨质疏松，降低骨折风险。老年骨折患者补充维生素 D 800～1000 国际单位/天，可提高骨密度，降低再发骨折风险。妊娠、哺乳期妇女补充维生素 D 400 国际单位/天。水下作业者补充维生素 D 800～2000 国际单位/天。

如果您买了多种药品、保健品，可以把它们都拿出来，仔细看看各自的成分表，把成分表里有维生素 D 的药物或者保健品统计一下，累计的含量达到推荐服用剂量左右即可。

因维生素 D_3 是脂溶性的，不溶于水，只能溶解在脂肪或脂肪溶剂中，因此无论是服用普通维生素 D_3 还是活性维生素 D_3，最好避免空腹，建议在就餐时或餐后服用效果会更好。

 5. 哪些因素可能会导致维生素 D 缺乏？

（1）年龄　老年人皮肤维生素 D 合成量显著减少，老年人维生素 D 缺乏风险比年轻人高。

（2）肤色　肤色黑的人维生素 D 缺乏风险高于肤色白的人。

（3）季节　春夏季维生素 D 的合成较秋冬季的多。

（4）海拔　海拔升高，皮肤合成维生素 D 的能力相应增加。

（5）防晒霜　喜欢用防晒霜的人群，皮肤合成维生素 D 的总量比不用的人明显下降。

（6）饮食　经常食用多脂鱼，可补充维生素 D。

（7）户外运动少　城市女性维生素 D 水平明显低于农村女性。

（8）空气污染　空气污染地区维生素 D 缺乏现象明显高于无污染地区。

（9）药物　长期使用某些药物，包括苯妥英钠、苯巴比妥、利福平等，易导致维生素 D 缺乏。

（10）遗传　据研究，存在某些基因遗传变异的人群，会影响补充普通维生素 D 的疗效。

 6. 怎么知道维生素 D 缺乏不缺乏?

一般来说，维生素 D 是否缺乏主要依据患者的特征、病情、临床症状和体征等进行诊断，确诊需参考血清 25-(OH)D 水平。推荐在具有维生素 D 缺乏风险及需要维持合理维生素 D 营养状态的人群中进行血清 25-(OH)D 水平的筛查。如果您需要评估维生素 D 含量是否适宜，可以到医院抽血，检测血清 25-(OH)D 水平，结果分析如下（表 6.2）。

表 6.2　维生素 D 缺乏状态表

维生素 D 状态	25-(OH)D 评判值	参考范围
严重缺乏	<10 微克/升	<25 纳摩尔/升
缺乏	<20 微克/升	50 纳摩尔/升

续表

维生素 D 状态	25-(OH)D 评判值	参考范围
不足	20～30 微克/升	50～75 纳摩尔/升
充足	>30 微克/升	>75 纳摩尔/升

除此之外，若怀疑维生素 D 吸收不良，怀疑用药效果不佳时，也可以通过监测血清 25-(OH)D 水平来发现，而血清 25-(OH)D 水平检测被公认为可以反映维生素 D 状态的最合理指标。

 7. 维生素 D 缺乏高危人群怎么补?

对维生素 D 缺乏高危人群，维生素 D 摄入量的推荐如下（表 6.3）。建议妊娠和哺乳期妇女补充维生素 D 400 国际单位/天；建议肥胖儿童和成人及服用抗惊厥药、糖皮质激素、抗真菌药和抗艾滋病药物的儿童和成人至少需要同年龄段 2～3 倍的维生素 D 方能满足需要。

表 6.3　维生素 D 缺乏高危人群维生素 D 补充推荐

年龄	建议补充剂量 /(国际单位/天)	年龄	可耐受摄入上限 /(国际单位/天)
0～1 岁	400～1000	0～6 月	1000
>1～18 岁	600～1000	>6 月至 1 岁	1500
>18～50 岁	1500～2000	>1～3 岁	2500
>50～70 岁	1600～2000	>3～8 岁	3000
70 岁以上	1600～2000	8 岁以上	4000

8. 哪些食物可以补充维生素 D?

含维生素 D 的食物种类较少，主要分为植物性食物和动物性食物。

（1）植物性食物 如受阳光照射后的蘑菇，含有较丰富的维生素 D_2。

（2）动物性食物 野生多脂肪海鱼（包括三文鱼、大马哈鱼、虹鳟鱼等），含有较丰富的维生素 D_3；海鱼动物肝（如鳕鱼肝油、比目鱼肝油）、蛋黄和瘦肉中维生素 D 也较丰富。鱼肝油中维生素 D 含量极高，而且大多已被临床药用或被推荐为日常保健药品。

此外，多脂的咸水鱼、牛奶、鲑鱼、沙丁鱼、银杏等，维生素 D 含量也较高，可以经常食用。

虽然含维生素 D 的天然食物不多，日常饮食很可能不能满足身体基本需要，但维生素 D 的来源与其他营养素有个不同之处在于，除了食物来源之外，维生素 D 还可通过日光中的紫外线照射皮肤产生。

 9. 市面上维生素 D 的种类有哪些?

若"吃进来"或"自产"这两种方式都无法获得充足的维生素 D，则需要药物来帮忙。维生素 D 可分为普通维生素 D 和活性维生素 D 两种。

普通维生素 D：目前市面上常见的有维生素 D_2 和维生素 D_3。也有很多制剂将维生素 D 和维生素 A 适量配比在一起，如儿童吃的鱼肝油，但过量的维生素 A 可导致血管硬化，所以，成年人尤其是老年人如果没有维生素 A 的缺乏，不建议选用这种复合制剂代替单纯的维生素 D。

活性维生素 D：常见的有骨化三醇和阿法骨化醇。阿法骨化醇，即 1α（OH）D_3，是维生素 D 经过肾脏后的活性产物，而骨化三醇即 1，25（OH）2D 是经过肝脏、肾脏代谢的活性产物，这两种活性维生素 D，更适用于老年人群。活性维生素 D 常见的品种包括：阿法骨化醇软胶囊（法能）、骨化三醇（罗盖全、盖三淳）、碳酸钙 D_3 片（钙尔奇 D，每片含元素钙 600 毫克、维生素 D 125 国际单位）、阿仑膦酸钠维 D_3 片（福美加，每片含阿仑膦酸钠 70 毫克，维生素 D 2800 国际单位）。

普通维生素 D 常作为骨骼健康的基本营养补充剂，用于维生素 D 的缺乏和骨质疏松症的预防。目前，有维生素 D_3 和维生素 D_2 不同制剂应用于临床，推荐维生素 D_3 作为首选制剂用于治疗维生素 D 缺乏。但补充普通维生素 D 在不同人群中增加骨密度、降低骨折和跌倒风险的作用尚无统一意见。活性维生素 D 及其类似物是经过羟基化的维生素 D 类似物，作为骨质疏松症的常用治疗药物，推荐用于年龄在 65 岁以上或肾功能有损害的患者，具体请咨询医生或药师（表 6.4）。

表 6.4　维生素 D 及类似物的药物特点

药品名称	活化部位	说明
维生素 D_2	肝脏、肾脏	维生素 D_3 与维生素 D_2 作用没有本质差别，维生素 D_3 比维生素 D_2 生物利用度高，起效慢，作用时间长
维生素 D_3	肝脏、肾脏	

续表

药品名称	活化部位	说明
骨化二醇	肾脏	起效慢,作用时间长
骨化三醇	不需活化	消除半衰期 4～6 小时,作用强,起效快
阿法骨化醇	肝脏	消除半衰期 17.6 小时,作用强,起效快
帕立骨化醇	不需活化	消除半衰期 15 小时
卡泊三醇		仅供外用

 10. 维生素 D 的应用注意事项有哪些?

如果您服用的是普通维生素 D,安全剂量范围广,以生理剂量补充普通维生素 D 时无须常规监测血钙及尿钙。如果您服用的活性维生素 D 是为了治疗骨质疏松症,那么建议您最好服用后 1 个月、3 个月及 6 个月到医院查查血钙磷、尿钙磷。目前研究认为,尿钙升高可能是监测维生素 D 过量较为敏感的指标,然而,尿钙受体内多种因素影响,如果检测出尿钙高,不能简单地认为就是维生素 D 中毒。通常可通过检测血清 25-(OH)D 浓度判断是否存在维生素 D 中毒,对于健康人群,25-(OH)D 水平不宜超过 150 纳克/毫升（375 纳摩尔/升）,否则中毒风险增加。

 11. 维生素 D 类与其他药物的相互作用有哪些?

（1）维生素 D 类药物及其衍生物与噻嗪类利尿药合用

时，可能会增加引起高钙血症的风险。

（2）与洋地黄类药物合用时，应监测血钙水平。

（3）与糖皮质激素合用时，会增加肾脏对钙的排泄，要定期测尿钙水平。

（4）与雌激素/孕激素合用时会增加胃肠道对钙的吸收，应适当减少维生素 D 类及其衍生物的用量。

（5）与含铝的抗酸药如硫糖铝、磷酸铝等合用时，服用时间应间隔 2 小时，因为这些药物会减少维生素 D 的吸收。

（6）与巴比妥盐及抗惊厥药合用时，会增加维生素 D 的代谢，需适当增加维生素 D 剂量。

（7）对透析患者，还需要考虑从透析液中输入钙的量，在计算总钙量时应一并计算在内，同时接受镁治疗的患者要特别注意防治高镁血症的发生。

 12. 使用维生素 D 应注意哪些原则?

（1）严格控制量　因为维生素 D 的治疗剂量与中毒量的安全域窄，易发生中毒，尤其是大剂量长期应用时。

（2）与钙剂协调补充时　要注意避免高钙血症导致的肾功能不全、肾石病等。

（3）补充维生素 D 的同时　注意补充钙、磷元素。

（4）注意使用人群　有高钙血症、高磷血症、高脂血症、动脉硬化和心功能不全等患者需谨慎使用，高磷血症伴肾性佝偻病者禁用。

13. 青睐"多合一"维生素，对吗？

市面上有很多宣称补充维生素的产品，每一粒同时含有好几种维生素，还可以同时补充钙、铁、锌等多种元素，有些人在选择时喜欢这种"多合一"的维生素产品，认为性价比更高，在补充维生素 D 的同时，还能补充其他多种维生素甚至微量元素，是一举多得的好事。

从医学角度，对于骨质疏松症的患者，还是建议选择单独补充维生素 D 的药品，每粒维生素 D 含量需达到 400～800 国际单位，这样才能够补足。因此，在选用补充维生素 D 产品时，不推荐选择多种维生素合成的产品，而推荐明确每一粒所含维生素 D 含量的产品，以保证可以摄入充足的维生素 D。

14. 老年人预防骨质疏松症补充维生素 D 比钙剂更重要？

老年人每天需要摄入维生素 D 约 600 国际单位/天，经调查，有 60％～70％老年人不能达到此需要量，而老年女性更容易缺乏，为什么老年人容易缺乏维生素 D 呢？原因主要包括如下几个方面：第一老年人消化功能减退，摄入食物少，有些老年人为防止血脂高，不敢吃动物内脏、蛋黄。第二老年人本身肾脏活化维生素 D 的能力随年龄增长而下降。第三很多老年人久居室内，缺少户外运动，很少接受日光照射。以上这些因素使得老年人容易出现体内维生素 D 缺乏。所以，对于老年人来说，补充维生素 D 比钙剂对于防治骨质疏松症更重要。但是又要多说一句，老年人体内的维生素 D 不足，可以靠多晒太阳或者额外补充维生素 D 来获得，但如果没有配合钙的充分摄入，单靠晒太阳或者维生素 D 的补充也同样不能起到防治骨质疏松症的目的。

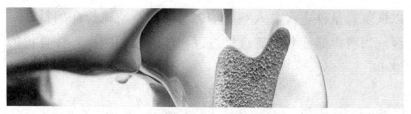

第七章 知否，知否，骨质疏松症应是防胜于治

1.为什么骨质疏松症的预防比治疗更重要?

骨质疏松症的发病较隐匿、发展缓慢，起病时骨质疏松患者的症状不明显，难以察觉，但随着年龄增长，骨钙不断丢失，等出现症状，骨钙丢失常常已经在 50％以上。

在骨质疏松的防治中，预防比治疗更为重要，因为一旦骨矿物质丢失后，任何治疗措施均难以将丢失的骨钙全数补回来，所以早期的预防是延缓骨质疏松的最好方法，之后的治疗只能阻止今后骨矿物质更大量地丢失，减少或延缓骨钙丢失速度。

2.防治骨质疏松症的目标是什么?

骨质疏松症是一种全身性骨量减少、骨微观结构退化的进行性、退行性变，除少数患者由单纯原因引起，经治疗可以恢复骨量外，多数人难以治愈。防治骨质疏松症的目标是缓解周身疼痛症状，延缓骨量进一步丢失，防止脆性骨折的发生。

 3. 怎样预防骨质疏松症?

　　骨质疏松的预防策略包括基础措施和药物预防两部分，具体如下（图 7.1）。

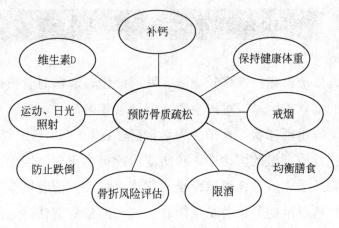

图 7.1　骨质疏松的预防策略

（1）基础措施

　　① 骨折风险评估　每年对自身骨质疏松骨折风险进行评估，发现问题，尽量提早采取防范措施。

　　② 调整生活方式　进行有规律的运动和日光照射，避免吸烟、酗酒，慎用影响骨代谢的药物，避免摄入过多咖啡因。

　　③ 维持均衡膳食　每日摄入自身所需的钙、维生素 D，维持低盐和适量蛋白质的膳食。

④ 保持健康的体重　体重减少，即体重指数过低，甲状旁腺激素、骨代谢指标升高，会引发骨密度减少，但可通过补充营养和补钙而减少骨密度的降低。

⑤ 采取防止跌倒的各种措施　注意是否有增加跌倒危险的疾病和药物，加强自身和环境的保护措施（包括关节保护器）等。

（2）药物预防

① 钙剂。

② 维生素 D。

 4. 骨质疏松症，如何在源头上扼杀（一级预防）？

骨质疏松症的一级预防，是防止或延缓尚无骨质疏松症但具有发病危险因素者发展为骨质疏松症，并避免发生第一次骨折的预防措施。

儿童期和青春期是骨骼发育的关键时期，一般来讲，20岁左右能获得峰值——骨密度 90% 以上的骨量。此阶段对影响骨代谢的营养素——钙与维生素 D 的需求量相对较高。预防骨质疏松症应从儿童、青少年做起，注意合理膳食均衡营养，多食用钙、磷含量高的食品，如鱼、虾、虾皮、海带、乳制品、鸡蛋、豆类、粗杂粮、芝麻、瓜子、绿叶蔬菜等。天然食物中牛奶是优质富含钙的食品，因此应从小养成喝牛奶的良好习惯，每日喝 2 袋鲜奶，约 500 毫升，大约可补钙 600 毫克，加上从普通膳食中摄取 300～400 毫克的钙，基本可以达到推荐的每日钙供给量标准。维生素 D 富含于高脂肪的海鱼、动物肝脏、蛋黄、奶油和干酪等，并且这些食品中不饱和脂肪酸、维生素 A 及维生素 E 的含量也相对较高，有利于满足身体快速生长发育对多种营养素的需求。除膳食营养调节外，坚持科学的生活方式，如坚持体育锻炼，多接受日光浴，不吸烟，不饮酒，少喝咖啡、浓茶及含碳酸饮料，少吃糖及食盐，控制动物蛋白的摄入量。提倡适当晚婚、少育，哺乳期不宜过长。尽可能保存体内钙质，丰富钙库，将骨峰值提高到最大值是预防生命后期骨质疏松症的最佳措施。对有遗传基因的高危人群，重点随访，早期防治。

 5. 骨质疏松症如何早发现、早诊断、早治疗（二级预防）呢？

人到中年尤其是妇女绝经之后，骨量丢失加速进行。为了预防骨质疏松症，对于围绝经期和绝经期的妇女、老年人、易引起骨质疏松症的患者以及长期应用糖皮质激素的患者等高危人群，应每年进行一次骨密度检查，对快速骨量减少的人群，应及早采取防治对策。采用钙及活性维生素 D 预防骨质疏松症，积极治疗与骨质疏松症有关的疾病。

 6. 什么是骨质疏松症的综合防治（三级预防）？

骨质疏松症的三级预防又称康复医疗，是指防止骨质疏松症患者致残，改善中老年人的生活质量，延长寿命。采用促进骨形成、抑制骨吸收的药物，加强防摔、防碰、防跌等措施；骨折者争取手术治疗，加强固定，早期活动；采取理疗、锻炼、康复、营养、补钙、镇痛和心理治疗等方式提高患者的生活质量。退行性骨质疏松症是骨骼发育、成长、衰老的基本规律，但受激素调控、营养状态、物理因素、免疫状况、遗传基因、生活方式、经济文化水平、医疗保障水平等因素的影响，若能及早加强自我保健意识，提高自我保健水平，积极进行科学干预，退行性骨质疏松症是可能延缓和预防的。

7. 为什么说合理膳食均衡营养是防治骨质疏松症的基础？

骨质疏松症的主要特征是骨量减少。骨量的形成主要受先天遗传和后天环境因素的影响。在后天环境因素中营养占极其重要的作用，合理膳食均衡营养有助于提高峰值骨量及减缓绝经后骨量丢失。为了维持骨量，最重要的是要保持健康的体重，注重膳食的营养均衡，摄取充足的钙、钾、镁等矿物质和维生素类（维生素 C、维生素 D、维生素 K）及 ω-3 类脂肪酸等营养物质。因此，合理营养是防治骨质疏松症的基础。

8. 为何预防骨质疏松症需吃富含钙的食物？

在人体内，钙存在于牙齿、细胞、血液和骨骼中，其中 99% 的钙在骨骼中，钙是预防骨质疏松症最重要的矿物质。

但人体自身不能产生钙，人体对钙的吸收主要通过食物吸收，而钙每天都会从尿液、粪便、汗液中流失一些，这些损失需通过食物中摄入的钙来弥补。如果食物中的钙供应不足时，骨骼中钙就会释放出来，补充血液和细胞中的钙，结果使骨骼中钙质储备降低，骨密度下降，骨骼脆性增加。因此，预防骨质疏松症患者要进食富含钙的膳食（图 7.2）。

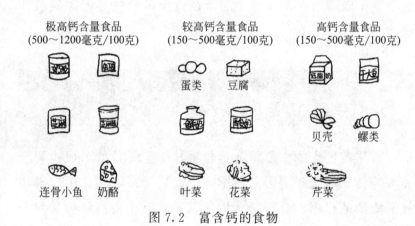

图 7.2　富含钙的食物

9. 老年人每天从饮食中获得的钙量足够吗？

目前的膳食营养调查显示，我国老年人平均每天仅能从饮食中获得约 400 毫克钙，目前推荐的老年人预防骨质疏松症的钙摄入量为每日 1000 毫克，故我国老年人平均每天膳食中钙含量是远远不够的，平均每日钙量的缺口为 600 毫克左右。

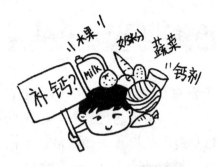

 10. 导致缺钙的因素有哪些，人们为什么会缺钙呢？

　　国内外学者研究一致指出：无论男女老少，几乎都在被缺钙威胁着。那么，究竟是哪些因素导致缺钙呢？

　　（1）膳食中摄入钙不足，大部分人钙的摄入水平只达到适宜摄入量的 20％～60％，主要原因为我国居民膳食中对钙优质来源的牛奶、酸奶和奶酪等乳制品摄入不足，只占膳食钙来源的 5％以下。

　　（2）某些特殊生理时期对钙的需要量增加，如孕期及哺乳期。

　　（3）一些患者长期应用一些影响钙吸收的药物，如糖皮质激素、甲状腺激素、抗凝血药、抗惊厥药、抗酸制剂等。

　　（4）因各种疾病导致活动少，影响钙的吸收。

　　（5）水质污染、空气污染等。

11. 补钙的最佳年龄段应该是什么时候？

无论在生长发育快速的青春期，还是在绝经期及老年期，均推荐高钙摄入。中国居民营养与健康状况调查结果显示我国居民各年龄段的钙摄入量均较低，大部分人的钙摄入量只达到适宜摄入量的 20%～60%，而青春期的儿童是钙缺乏的重点人群。

补钙应从青春期的儿童开始，高钙膳食为 25 岁时达到骨量峰值提供了必需原料，在这个时期，儿童每千克体重所需钙大约为成年人的 4 倍。一般男性 32 岁，女性 28 岁以后，骨钙每年以 0.1%～0.5% 的速度减少，到 60 岁时会有 50% 的骨钙减少，此时就易出现骨质疏松症。因此，从青春期的儿童开始至 35 岁以前都是补钙的最佳时期。摄入高钙食物或服用钙制剂可促进青春期的儿童骨量增长，使矿物质在骨中含量达到最高值，可抑制步入老年时期的骨量丢失，可推迟骨质疏松症的发生和降低骨折风险。

12. 日常生活中如何正确补钙？

第一，补钙必须是有目的、有计划、有步骤地进行。儿童生长发育期、孕产期对钙的需要量很大，需要补钙；老年人的激素分泌少，钙利用率低，需要补钙。但某些人缺钙是由于钙的代谢障碍所致，则不宜盲目补钙，以免产生一些不良反应。所以，补钙需要在医生的指导下进行。

第二，应合理选择钙剂。钙通常是以化合物的形式存在，可分为有机钙和无机钙。不同种类钙剂中的元素钙含量是不同的，其中无机钙如碳酸钙含钙量高，易溶于胃酸，较易被人体吸收，但常见上腹不适和便秘等不良反应；而有机钙如枸橼酸钙含钙量较低，但水溶性较好，胃肠道不良反应小，且枸橼酸有可能减少肾结石的发生，对有肾结石风险和胃酸缺乏的患者较为适合，因为有机钙不需要大量胃酸来帮助钙溶解出来变成离子，但是价格往往较高。碳酸钙类产品作为临床常用的钙剂，通过搭配果汁、醋、含维生素C等酸性的食物一起服用，也能在胃里帮助钙离子在胃中溶解。

第三，正确使用钙剂。钙剂的使用方法有单独给药和与其他药物合用两种方法，给药方法一般采用口服，给药剂量应按钙元素含量计算。全国膳食营养调查发现，中国人平均每天摄入钙仅400毫克左右，中国居民膳食营养素参考摄入量建议：成年人每天应摄入800毫克元素钙，50岁及以上人群推荐每天摄入1000毫克元素钙。目前我国的膳食结构较难达到这个标准，需要食补、药补双管齐下，平时在饮食中食用含钙量高的食品，其中奶及奶制品含钙最高，同时人体对奶及奶制品中钙的吸收利用率也较高。250毫升牛奶中钙质含量为300毫克，中国营养学会推荐每日摄入相当于鲜奶300克的奶制品，同时推荐成人每日摄入大豆及豆制品、黄绿色蔬菜，每日尽量摄取鱼类和贝壳类海产品，以保证每日钙元素摄入量达800毫克以上。

但应注意高钙血症和高钙尿症患者应避免补充钙剂。补充钙剂需适量，以免过犹不及。

 13. 让补钙效果"打折"的因素有哪些？

许多家长很困惑，孩子一直在补充钙剂和鱼肝油，但是每到医院体检医生就说孩子缺钙，这是什么原因呢？

（1）钙磷比例失衡　人体内的钙磷正常比例最好不超过 2：1。然而现实生活中，过多地摄入碳酸饮料、汉堡包、咖啡、炸薯条等含磷多的食物，使钙磷比例失衡，导致大量的钙随尿液流失而导致缺钙。

（2）高蛋白饮食　研究显示正常人群每天摄入 80 克的蛋白质，可导致 37 毫克的钙流失；每天摄入 240 克的蛋白质，额外补充 1400 毫克的钙，仍然可导致 137 毫克的钙流失。可见大鱼大肉等大量高蛋白饮食摄入会导致体内钙的大量流失，即使额外补充钙也不能阻止。故平时需注意孩子的饮食均衡。

（3）钙剂与牛奶同服　牛奶和钙都是很好的钙源，但钙剂和牛奶同服会降低钙的吸收利用率，造成浪费。

（4）补钙未补镁　人们补钙的时候，只注意补充维生素 D，不知道还要补充镁。钙镁比例增高时，有利于钙的吸收与利用。所以补钙时千万莫忘补镁。

（5）钙锌同补　钙、锌均为二价离子，两者同时服用后，在被人体吸收时彼此会相互竞争或干扰，锌能降低钙的吸收，导致补钙效果不佳。

（6）补钙却不运动　只要经常运动，孩子一般不用额外补充维生素 D。如果给孩子补充了一大堆高钙食物，但是不运动和晒太阳，那么钙的吸收恐怕也会很少。因此，补钙的同时别忘了让孩子多做运动和多晒太阳。

14. 如何判断自己是否缺钙？

（1）留意你是否有缺钙的症状（图 7.3）

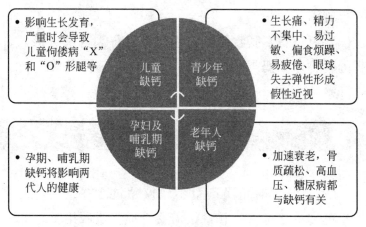

图 7.3　各类人群缺钙表现

① 儿童：缺钙可能出现软骨病、佝偻病等疾病，可出现生发迟、出牙迟、站立迟、走路迟、龋齿、厌食、消瘦、多汗、夜啼、大脑活动欠佳、烦躁、好动、精力不集中、枕部脱发等。

② 青少年：缺钙可能出现骨骼生长不良、发育迟缓、牙齿发育畸形、荨麻疹、近视眼等。

③ 孕产妇：缺钙可能手足麻木、抽筋，孕妇产前易患高血压综合征并影响胎儿的正常发育及产后牙齿松动等。

④ 中老年人：缺钙易出现骨质疏松、骨折、身高缩短、驼背、骨质增生等。

（2）检查相关指标　测定血钙含量，正常人的血钙维持在 2.18～2.63 毫摩尔/升，如果低于这个范围，则认定为缺钙。但对于 60 岁以上的老年人，由于生理原因，老年人甲状旁腺激素长期代偿性增高，引起了"钙搬家"，使血钙增高，这样，测量结果就不能真实地反映体内钙的含量。此时应进行骨密度测量。

（3）留意日常膳食结构　想想自己每天有没有摄入含钙量高的食物，如奶类及奶制品、豆制品、海产品等。

 15. 服用钙片应注意的事项有哪些？

① 服用钙片时单次剂量不建议超过 500 毫克，如果需要补充更多量，可将每日量按需要分成多次服用。

② 服用钙片时应避免与富含纤维和脂肪的食物同服，这些物质会阻碍钙的吸收。

③ 服用钙片时应避免与茶、咖啡等含草酸的食物同服，会形成难溶性的盐类，阻碍钙的吸收。

④ 钙不应与锌、铁同服，否则会形成不可溶的化合物，不益于身体健康。这对补锌和铁的患者尤其重要。

16. 治疗骨质疏松症等于补钙，对吗？

骨质疏松症的治疗目的是提高骨量，增强骨密度和预防骨折。骨质疏松症的治疗不是单纯补钙，而是综合治疗。综合治疗措施包括：生活方式干预，如适当的体育锻炼、纠正吸烟和嗜酒等不良嗜好、防止跌倒，必要时配合药物治疗。药物治疗包括：采用活性维生素 D、二膦酸盐类、降钙素等药物，具体药物的选择需根据医生的建议确定。

17. 骨质疏松症，喝牛奶就可以防治了吗？

骨质疏松症的防治指南中建议摄入富含钙、低盐和适量蛋白质的均衡膳食，推荐每天摄入牛奶 300 毫升或相当量的奶制品。牛奶中含有丰富的活性钙，是人类最好的钙源之一，300 毫升新鲜牛奶活性钙含量约 375 毫克，是大米的100 倍、瘦牛肉的 75 倍、骨头汤的 20 倍。牛奶不但钙含量高，牛奶中的乳糖有利于老年人对钙的吸收，牛奶中的乳蛋白消化吸收率也很高。与其他食物相比，老年人更易吸收和利用牛奶中的钙，从而调节体内钙的代谢，维持血清钙浓度，益于骨骼健康。钙吸收率高对于补钙是尤其关键的，故"牛奶能补钙"这一说法是有其科学道理的。

大多数人习惯于早上喝牛奶，然而笔者建议改在晚上喝牛奶，尤其是临睡前，此时机体正处于低血钙状态，喝入牛奶中的钙正好可以"雪中送炭"，既可改变机体钙摄入不足的状态，维持血钙平衡，又可以改善睡眠，更好地防止骨质疏松症和骨折的发生。

牛奶虽好，但也只推荐平均每天喝 300 克左右。考虑到 50 岁及以上人群每日元素钙推荐摄入量为 1000 毫克，对于骨质疏松症患者，单纯喝牛奶每日摄入钙的总量不够，按照这个要求，至少每天需要摄入 1 升以上的牛奶。对于在骨质疏松症的防治中，钙剂应与其他药物联合使用，目前尚无充分证据表明单纯补钙可以替代其他抗骨质疏松症的药物治疗。因此，坚持喝牛奶可以有助于预防骨质疏松症，但是单纯喝牛奶不能治疗骨质疏松症。

18. 为什么要经常晒太阳？

中医把晒太阳称为"天灸"，大家都知道艾灸是一种中医治疗方法，但艾灸需要辨证，而"天灸"就不存在这样的问题。它属于中医里的"温补之法"，适合所有人。有人把维生素 D 称为"阳光下的维生素"，因为太阳光中紫外线的照射能让人体自己产生维生素 D，其作用原理是使皮肤中的7-脱氢胆固醇转化成维生素 D，它在体内经过肝脏和肾脏的作用逐步转化成活性维生素 D，而活性维生素 D 能有效促进骨骼的生长，在骨骼生长过程中占有举足轻重的地位，对骨质疏松症的防治至关重要。

国外科学家组成的调查小组，曾对世界 18 个国家的 1285 名女性骨质疏松症患者进行调查，发现韩国女性患者缺乏维生素 D 最严重。究其原因，主要是韩国女性最爱护自己的皮肤，最怕皮肤被晒黑，因而会采用很多防晒措施，这些生活习惯阻止了体内维生素 D 的合成。

　　晒太阳是合成维生素 D 最简单、最有效的方法之一，一般来说，人体 15% 的皮肤暴露在阳光下，年轻人每周累计40 分钟，老年人每周晒累计 60 分钟，就能获得人体储存所需的充足的维生素 D。晒太阳时，注意时间选择，上午11：00 到下午 3：00 之间，是储备维生素 D 的大好时间。尽可能多地暴露皮肤于阳光下晒 5～30 分钟（取决于日照时间、纬度、季节等因素），每周 3 次。晒太阳时，不要涂抹防晒霜，多晒手脚、腿和背部，怕脸晒黑的人可以伸出手脚直晒，也可以晒后背。不满 6 个月的婴儿应避开正午时间，避免日光直射。

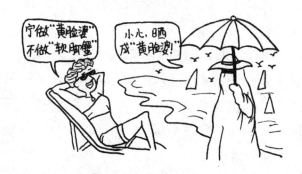

19. 为什么说注重补充蛋白质可预防骨质疏松症？

　　蛋白质是机体重要的组成成分。我国营养学会推荐的每日膳食蛋白质的供给量与不同人群的年龄及性别有关。儿童及青少年由于身体正处于生长发育阶段，对蛋白质的需要量相对较高，每日需 2～3 克/千克体重（成年人约 1.2 克/千克体重）。有研究表明，蛋白质缺乏（低于推荐供给量的 80%）会影响骨骼健康，尤其对儿童危害最为严重。蛋白质严重缺乏还会导致骨骼发育不良。

瑞士日内瓦老年中心大学开展的一项研究显示，对于蛋白质摄入量较低的受试者而言，蛋白质摄入量较高的受试者，不但身体各部位的骨密度较高，而且肌肉力量和身体活动能力也更强，使得他们在行走和上楼梯的过程中显示出更持久的耐力。另有两项研究显示，蛋白质摄入较高时，髋部骨折的发生风险显著降低，下降幅度达到 56%～67%；当蛋白质摄入量每天在 87 克或以上时，受试者的骨骼量可达到较为理想的水平。基于这些相关研究，营养学家们达成共识：在日常饮食中，适当提高膳食蛋白质的摄入量，对骨骼健康有益。

同样，蛋白质的代谢和降解的过程会产生酸性物质，这些酸性物质必须通过与钙结合才能被中和，从而从肾脏排出。当蛋白摄入量较高（每日摄入量＞100 克），而钙摄入量较低时，可导致"负钙平衡"，骨钙被动员，增加骨量丢失，不利于骨骼健康。

因此，从骨骼健康角度考虑，应尽量避免蛋白质摄入不足或过量。蛋类和奶类食品是蛋白质的最佳来源，动物性蛋白及豆类蛋白是蛋白质的优质来源，奶制品及豆制品也是天然富含钙的食品，膳食蛋白质的来源应尽量增加奶制品及豆制品的比例。

20. 为什么说注重补充维生素 C 可预防骨质疏松症？

维生素 C 对骨骼健康起重要作用。维生素 C 和骨密度呈正相关，它是胶原组织成熟所必需的，而胶原组织是构成骨质的重要物质。它还可刺激成骨细胞，促进钙的吸收。维生素 C 每天应至少补充 100 毫克。维生素 C 主要来源于蔬菜、水果，如芦笋、草莓、青椒、花椰菜、番茄、葡萄、木瓜、甘蓝、柠檬、芒果、洋葱、白萝卜、胡萝卜、橘子、西瓜、甜瓜、猕猴桃、山药、苦瓜、杨梅等。

21. 维生素 A 对骨骼健康有何作用？

维生素 A 是一种脂溶性维生素，具有促进蛋白质的生物合成和骨细胞的分化作用，能影响骨细胞的发育，推荐每日补充量为 5000 国际单位。当维生素 A 缺乏时，成骨细胞与破骨细胞间平衡会被破坏，由于成骨细胞活动增强会使骨质过度增殖，或使已形成的骨质不吸收。当维生素 A 摄入过量时，可能会阻碍身体对钙的吸收，导致骨吸收增加，骨量减少，甚至导致骨折的风险增加。

22. 维生素 K_2 对骨骼健康有何作用？

维生素 K_2 是人体组织维生素 K 的真正活性形式，在人体主要由肠道细菌合成，是人体骨和钙代谢的必需物质，它能使成骨细胞合成的骨钙素羧化形成 γ-羧化骨钙素，使骨钙素发挥正常生理功能。羧化的骨钙素与钙具有独特的亲和力及结合活性，与 I 型胶原蛋白结合，促进骨矿化。维生素 K_2 能诱导成骨细胞生成，促进成骨细胞活化，增强成骨细胞功能，抑制成骨细胞凋亡，维持成骨细胞数量，促进骨形成。中年以后由于人体机能的衰退，肠道维生素 K_2 的合成能力急剧下降，而由于我国膳食结构的原因，普通食物中仅含有极微量的低活性维生素 K_2，人体对维生素 K_2 的需要量从饮食中难以获得充足，因此，很多中老年人及绝经妇女均存在较严重的维生素 K_2 缺乏，从而诱发骨质疏松风险。为维护骨骼健康及预防骨质疏松症，维生素 K_2 的日常额外补充必不可少，健康成人每日需补充的维生素 K_2 量约为 $50\sim120$ 微克，而 45 岁以上女性（尤其是绝经妇女）和 55 岁以上男性，建议每日补充 $50\sim200$ 微克维生素 K_2。

 ## 23. 为什么说健康骨骼需要镁元素？

镁是人体骨骼正常代谢过程中必不可少的重要矿物质成分，它可以激活成骨细胞、增加骨矿化度、激活维生素 D，辅助钙在骨骼中的转运。镁的摄入量较高，骨密度水平也会比较高，钙与磷的比例为 2∶1 时最有利于钙的吸收利用，推荐剂量是 $300\sim500$ 毫克/天。通过膳食摄入推荐剂量的镁，对骨骼健康是非常有益的，其中含镁较多的食物有坚果、黄豆、谷物（大麦、小米、黑麦）、瓜子、海产品（金枪鱼、鲑鱼、小虾、龙虾）。青少年、老年人群以及一些会影响肠道对镁吸收的慢性疾病患者，对镁的需求量相对其他人群更高些。但无证据显示普通人群需要镁来预防骨质疏松症。

24. 氟在骨骼健康中起到怎样的作用？

氟是人体组织中正常的微量元素之一，也是牙齿和骨骼在生长发育过程中不可缺少的物质，其生理功能主要是预防龋齿和老年性骨质疏松症。人体内大部分氟分布在骨骼和牙齿中，适量的氟化物有利于钙和磷结合形成骨盐，沉积到骨骼中，有利于骨骼形成、生长，增强骨骼强度和硬度，还能刺激成骨细胞增殖和分化，促进胶原蛋白合成。体内氟元素缺乏时，会降低成骨细胞活性，增加骨质疏松症的发生风险。但是如果过量摄入氟元素，牙齿和骨骼也会受损害，因为过多的氟与钙会结合成难溶的氟化钙，使得骨钙、血钙降低，进而引起继发甲状旁腺功能亢进，导致骨吸收增加、骨量减少。过量的氟还可使骨细胞退行性改变，软组织钙化，从而引起一系列临床表现。所以，和其他营养元素一样，氟元素也只能是适当的摄入。

25. 为什么说经常运动锻炼有助于预防骨质疏松症？

运动可加快全身和骨骼的血液循环，改善全身肌肉过度紧张，可促进骨形成，提高骨密度。运动还可改变人体的内分泌系统，提高体内雌激素水平，促进骨的代谢。经常参加户外运动，接受充足的日照，使皮肤维生素 D 的合成增加，促进胃肠道对钙的吸收。经常参加运动，特别是适当的负重运动可提高骨密度，增加骨峰值，延缓骨量丢失。经常站立可增加重力对骨的刺激作用，长期卧床或肢体固定者则骨密度下降。经常体育锻炼的人与习惯久坐的人比较，髋部骨折的风险将会下降 20%～70%。同时同一个人运动多的一侧与运动少的一侧比较，骨量将增加 40%，说明运动会对刺激部位的骨骼产生明显的局部效果，并且在适宜的运动强度范围内，运动强度越大，骨密度也越高。

26. 青少年应采取何种骨骼健康运动方案？

青少年时期将会积累成年人 90% 以上的骨量，适宜的运动能提高青少年的骨量、骨密度，能促进青少年的骨骼发育，对预防成年后骨质疏松症的发生有益。5～12 岁的青少年推荐每周运动 3～5 天，可采取快走、慢跑、羽毛球等运动方式，每次 30～50 分钟。也可采取跳远、跳绳、50 米跑等运动方式，每次 3 组，跳绳每组 80～120 下，50 米跑一次一组。使平均心率控制在最大心率的 60%～75%。

27. 预防骨质疏松症应采取哪种运动方式？

力量性和耐力性运动项目对骨密度的影响较明显，全面、对称性的运动项目有利于整体骨密度的提高。25～40岁的人应以全身运动为主，同时辅以适度的爆发性、力量性练习，如跑步、跳跃、俯卧撑、负重蹲起和推举哑铃等练习，以达到长时间维持高峰值骨量，避免或减少骨丢失的目的；40岁以上人群宜选择符合生理特点和运动能力的有氧运动项目，如走跑交替、登山、中老年健美操、体育舞蹈、太极拳和广播操等。还应有针对性地选择骨折好发部位（骨质疏松症所致骨折主要集中在腰椎、四肢长骨近端和远端等处）的专项肌力锻炼，以加强肌肉对骨骼产生的牵张力和对骨强度的影响作用。无论是耐力性训练还是力量性训练，每次运动时间为40～60分钟，每周训练次数最好3～5次。如果少于3次，运动的效果就不佳。从运动的安全性、有效性角度考虑，运动强度宜选择中等强度。按科学锻炼的要求，运动强度达到最大心率的70％～85％时，为运动最佳心率范围。即使长年卧床的患者，也应每天尽可能离床1小时，以使骨组织承受体重的负荷，使肌肉收缩活动。整天坐办公室的人，不妨常伸伸腰、踢踢腿，活动活动肢体，哪怕能坚持每天多走一段路。

28. 对于慢性腰背疼痛的患者应采取何种运动方式呢？

可开展一些不增加脊椎体负重，以前屈负荷的伸展运动为中心的体操活动较安全。具体腰背肌锻炼方法如下，通过这些方法可以预防骨量减少，增加肌肉力量，可以改善动作的灵敏性，改善人体平衡功能，有效防止跌倒。

方法1：五点支撑法，以枕部、双肘、双足跟为支撑点抬起腰及臀部，每天2组，每组5～10次，使腰及臀部与床面呈弓形（图7.4）。

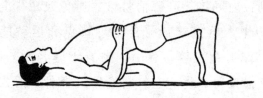

图7.4　五点支撑法

方法2：①身体俯卧，先将头及肩背抬起，离开床面；②以腹部为支撑，离开床面，后伸双腿抬起，但不屈膝，直至肩背及双下肢同时抬起。每天3组，每组30次为宜（图7.5）。

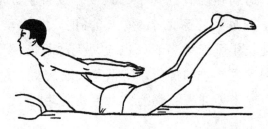

图7.5　缓解腰背疼痛的运动方式

29. 预防骨质疏松症有没有最佳或者是最应该注意的时期呢？

骨质疏松症的发生，取决于年轻时获得的峰值骨量和中老年阶段的骨量丢失速率。各个年龄段都要注意预防，重点在30岁之前。在不同年龄段预防重点不同。在青少年阶段重点为阳光-运动-营养，中年时期为阳光-运动-营养-预防，老年时期为阳光-运动-营养-治疗。

（1）儿童、青少年时期尤其要注意合理膳食营养，增加日晒时长和适量运动。

（2）青年人要坚持科学的生活方式，尽可能保存体内钙质，丰富钙库，将骨峰值提高到最大值是预防生命后期骨质疏松症的最佳措施。

（3）人到中年，尤其是女性绝经后，应每年进行1次骨密度检查，对骨量快速减少的人群，应及早采取防治对策。

（4）对已经发生退行性骨质疏松症患者，应加强防碰、防绊、防跌等保护措施。对中老年骨折患者应通过体疗、心理理疗及科学营养、补钙等多种方式遏制骨量丢失，提高免疫功能以及身体素质。

30. 跌倒的危险因子有哪些？

中老年人由于年龄的增加、身体机能下降，身体平衡协调能力下降，再加上服用的药物增加，可能存在易致跌倒的药物，跌倒的风险逐年增加。大约有 20％的 65 岁以上在家居住的老人在 1 年内发生过摔倒。年龄越大患骨质疏松症的概率越高，若发生跌倒，对于中老年人来说，大大增加了骨质疏松性骨折的风险，因此预防跌倒对于减少中老年人骨质疏松性骨折的发生非常重要。

中老年人行走、活动稍有不慎，很可能会因重心不稳而发生跌倒，轻则软组织损伤，重则关节脱位、发生骨折，甚

至可能危及生命。那么，跌倒的危险因子有以下几方面
（表 7.1）。

表 7.1 跌倒的风险因子

编号	风险因子
1	行动障碍、伤残
2	跛行或平衡失调
3	神经肌肉型或骨骼肌肉疾病
4	年龄
5	视力下降
6	神经精神疾病或心脏病
7	跌倒史
8	正在服用某些药物
9	认知能力下降

引自：Osteoporosis Int，2008，19：399-428.

 31. 常见的易致跌倒的药物有哪些呢?

（1）镇静、催眠类药物　如地西泮、艾司唑仑、氯硝西
泮等易导致嗜睡、眩晕、运动失调等，导致开始使用时或早
晨下床时等容易跌倒。

（2）利尿药　如呋塞米、氢氯噻嗪等可能导致电解质紊
乱，增加患者如厕次数，导致如厕时容易跌倒。

（3）降压药　如硝苯地平、卡托普利、多沙唑嗪等可能
导致低血压、减少脑部血流灌注等，特别应注意联用多种降
压药、增加药物剂量时，更应注意避免跌倒。

（4）降糖药　如胰岛素、磺脲类药物、双胍类等药物存在低血糖风险，可致跌倒风险增加。

（5）抗精神病药与抗抑郁药　如氯丙嗪、多塞平等药物可导致直立性低血压，有镇静作用，可致跌倒风险增加。

（6）抗心绞痛药　如硝酸甘油等，可因出现眩晕和直立性低血压而跌倒。

（7）抗痉挛药、皮质类固醇　能引起近端肌力减弱，使之从座椅起立和上楼梯出现困难。

32. 跌倒非小事，怎样预防是关键？

老年人一旦跌倒，后果往往非常严重，所以预防老年人跌倒的发生非常重要，其意义大于骨质疏松性骨折治疗本身。可以采取以下措施预防跌倒。

（1）提前告知　告知跌倒的危害、高风险的事项等，提高对预防跌倒的重视程度。

（2）疾病防治　积极治疗身体相关疾病，如糖尿病、高血压等疾病，病情控制不好，容易发生跌倒。

（3）适当锻炼　保持适当的体育锻炼，延缓神经系统和骨骼肌肉系统的衰老。

（4）注意穿着　鞋子防滑合脚，多穿布鞋，少穿凉鞋、皮鞋，鞋底要能防滑，定期更换新鞋。

（5）合理用药　评估患者服药情况，很多药物与跌倒发生有关，如镇静安眠药、抗精神病药物、降糖药物等，如同时使用多种药物可能会明显增加跌倒风险。所以，在病情许可的情况下，应遵医嘱尽量停用与跌倒发生有关的药物或减少用药剂量，特别注意是否刚开始使用、调整药物剂量或更换药物。

（6）环境安全　家中室内光线要充足，物品摆放规则，床椅的高度以老人坐在床椅上脚能够着地为宜，床头、床尾固定良好；厕所、洗漱间、浴室增设扶手、防滑垫或使用防滑地板。

最后，切记，老年人一旦跌倒，应及时就医，切不可麻痹大意！

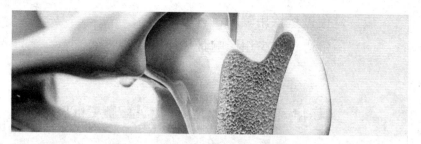

第八章 骨质疏松症的治疗

1. 轻松应对骨质疏松症的"四大法宝"是什么?

第一步：调整生活方式。

第二步：补充钙和维生素 D。

第三步：应用抗骨质疏松症药物治疗。

第四步：进行康复治疗。

2. 在骨质疏松症治疗中，如何调整生活方式?

（1）加强营养，均衡膳食。

（2）充足日照。

（3）规律运动。

（4）戒烟。

（5）限酒。

（6）避免过量饮用咖啡。

（7）避免过量饮用碳酸饮料。

（8）尽量避免或少用影响骨代谢的药物。

 3. 如何通过科学运动来防治骨质疏松症?

说到骨质疏松症的防治，大家都较容易接受饮食和药物的治疗，却往往忽视了运动的重要性，也不知道不同人群的治疗方案是有差别的，更别提要根据个体情况进行阶段性地调整运动强度、运动量了。下面笔者就给大家讲一讲如何通过科学运动来防治骨质疏松症。

第一步：了解不同运动类型。

您可能听说过有氧运动和无氧运动，它们之间有什么区别，在骨质疏松症的防治中我们究竟应该选择哪种运动方式呢？别急，让我们先来看看不同类型运动防治骨质疏松症的特点，以及效果差别（表 8.1）。

表 8.1　不同类型运动防治骨质疏松症效果一览表

运动类型	适用人群	特点	推荐项目	效果
有氧运动	各类人群	运动强度适中，难度低，不易受伤	步行、快走、自行车、广场舞等	较弱
民族传统健身运动	各类人群	极少出现运动损伤	太极拳、五禽戏、八段锦	较强
渐进抗阻训练	正常人群、轻度骨质疏松症人群	需器械，易出现肌肉损伤，难度大	核心肌群训练、局部抗阻训练	较强
负重运动	具备一定运动基础人群	容易出现过度运动	负重蹲起、负重跑、负重踏步等	强

第二步：不同人群选择合适的防治方案。

老年性骨质疏松症、绝经后骨质疏松症人群：主要以有氧运动、传统养生运动为主，低强度抗阻力量训练及低强度冲击性运动为辅。青少年骨骼健康运动方案则以中高强度的冲击性运动为主，有氧运动及抗阻力量训练为辅。

补充说明一下，不同人群在防治方案的选择中，除了项目的种类不一样外，还应特别注意运动的强度，所有运动都须遵循循序渐进原则，由专业人士进行定期指导、评估，严重骨质疏松症者应避免脊柱前屈动作及高冲击力项目。

第三步：运动宜分阶段进行。

老年性骨质疏松症和绝经后骨质疏松症的运动防治方案，可分为 3 个阶段，初始阶段（第 1～3 个月），对应老年和绝经后骨质疏松症患者，根据个人爱好，选择合适的运动项目，每周 3 天，每次 20～40 分钟；中级阶段（第 4～9 个月），对应完成初级阶段且骨量流失停止或减缓的患者，根据个人爱好，选择合适的运动项目，每周 3 天，每次 30～45 分钟；高级阶段（第 10～12 个月），对应完成初级阶段且骨密度增加、骨量不再减少的患者，根据个人爱好，选择合适的运动项目，每周 4 天，每次 30～40 分钟。这一阶段除了有氧运动及养生项目，也可选择一些低强度抗阻力训练，如利用弹力带进行髋部前屈、后伸、外收内展，每个动作 3 组，每组 8～10 次。

运动前最好进行体检确定是否适宜上述运动项目，每次运动以不产生疲劳或轻度疲劳为宜，每次运动前后各做 10 分钟的热身运动及放松运动。初级阶段由专业人士指导，每月进行健康教育及评估，达标后可加入下一阶段的训练。

4. 骨质疏松症的药物治疗有哪些?

第一步：走出误区

说起骨质疏松症的药物治疗，人们普遍会首先想到钙剂和维生素 D 的补充，那么这两者能直接和治疗骨质疏松症画等号吗？

答案是否定的！一旦得了骨质疏松症，钙剂和维生素 D 的补充是必须的，但还算不上药物治疗，它们只是骨质疏松症治疗的基础措施中的一部分。钙剂和维生素 D 的补充应与其他药物联合使用，单纯补钙和维生素 D 无法替代其他抗骨质疏松症药物治疗。

钙剂+维生素D≠骨质疏松症的药物治疗

第二步：重新认识

抗骨质疏松症药物究竟有哪些呢？根据它们的作用机制和成分，目前上市的药物中主要可以分为四大类（表 8.2）。这些药物中的绝大多数都为处方药，必须根据医院医生的处方才可购买。这些药物治疗骨质疏松症的获益也并非其单独作用，而是需联合钙剂及维生素 D 的共同作用结果。

表 8.2 抗骨质疏松症药物分类

骨吸收抑制剂	骨形成促进剂	其他机制类药物	中药
		维生素 D	
双磷酸盐	甲状旁腺激素类似物	活性维生素 D 及其类似物	骨碎补总黄酮抑制剂
降钙素		维生素 K_2 类	淫羊藿苷类制剂
雌激素		锶盐	人工虎骨粉制剂
选择性雌激素受体调节剂			
RANKI 抑制剂（国内未上市）			

　　总结一句话，钙剂和维生素 D 不能替代抗骨质疏松症药物治疗，钙剂、维生素 D 联合抗骨质疏松症药物才能够达到最佳治疗效果。

 5. 如何理解骨质疏松症治疗药物中的"三大金刚"?

　　人们常说我们的身体就像一台自动化机器，新陈代谢是保证这台机器每天常规运行的基础之一。我们的骨骼同样也要新陈代谢，有进有出，周而复始，就像修缮房屋，先要把不需要的拆掉，然后在原有的基础上搭建新的砖墙。拆掉不需要的部分就如同骨吸收，搭建新的砖墙就如同骨形成，而在整个修缮过程中需要的原材料就是钙和维生素 D。如前所述，骨质疏松症发生时，骨吸收和骨形成之间的动态平衡被打破，骨吸收大于骨形成又或者骨重建出现了异常，就有发生骨质疏松性骨折的可能。

因此，骨质疏松症药物中的"三大金刚"，骨吸收抑制剂、骨形成促进剂及钙和维生素 D 就像房屋的三根顶梁柱一样，从"破旧""立新"和"原材料供给"三方面，为骨质疏松症患者的药物治疗保驾护航。

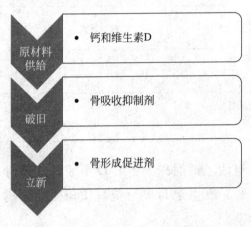

 6. 什么样的患者需要给予抗骨质疏松症药物治疗？

（1）发生椎体脆性骨折（有临床症状或无症状）或髋部脆性骨折者。

（2）骨密度检查（腰椎、股骨颈、全髋部或桡骨远端 1/3）T≤－2.5，无论是否有过骨折。

（3）骨量低下者（骨密度：－2.5＜T＜－1.0），具备以下情况之一：①发生过某些部位的脆性骨折（肱骨上段、前臂远端或骨盆）；②FRAX 工具能够计算出未来 10 年髋部骨折概率≥3％或任何主要骨质疏松性骨折发生概率≥20％

（这条较复杂，建议交由医生掌握）。

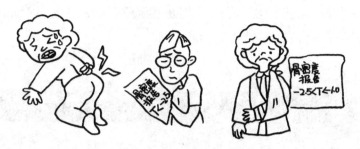

总结一下，针对经骨密度检查确诊为骨质疏松症的患者；已经发生过椎体和髋部等部位脆性骨折者；骨量减少但具有高骨折风险的患者，满足以上三条中的任意一条人群，建议进行抗骨质疏松症药物治疗。

 7. 什么时候开始给予药物治疗？药物治疗需要维持多长时间？

（1）早发现，早治疗　凡是需要药物治疗的患者，建议不要拖延，早期预防和治疗，会让您的疾病得到更好的控制，提高生活质量，减轻医疗负担。

（2）长期、个体化治疗　骨质疏松症如同其他慢性疾病，用多长时间的药，得由您的病情决定。

① 长期：所有治疗应至少坚持 1 年，因此建议尽量选择长效制剂（每周 1 次，每月 1 次、每半年 1 次或每年 1 次），以便做到坚持用药。

② 个体化：一般治疗 2～3 年后，需要通过骨密度、骨生化指标或其他影像学检查来评估治疗效果，如果疗效肯定但骨折发生风险仍然较高，应继续治疗 1～2 个疗程，然后

进行再评估，直到骨密度达到正常范围。如果出现疗效不满意或患者不能长时间耐受，需更换药物治疗方案，2～3 年后评估疗效，必要时重复治疗。

 8. 选择什么样的抗骨质疏松症药物治疗？

（1）初始治疗通常首选双膦酸盐类药物。

（2）新发骨折伴疼痛的患者可考虑短期使用降钙素（脆性骨折术后或疼痛明显患者首选）。

（3）仅椎体骨折风险高，而髋部和非椎体骨折风险不高的患者如绝经后妇女可考虑选用雌激素或选择性雌激素受体调节剂。

（4）如果疗效不满意或患者不能长期耐受，应该换用另一种抗骨吸收药物，并加用促进骨形成药物（如甲状旁腺激素类似物）、锶盐等，即序贯治疗。

（5）不能耐受某种药物的患者应更换其他种类药物。

 9. 如何评价抗骨质疏松症药物疗效？

（1）根据治疗目的评价疗效　骨质疏松症治疗的最终目的是为了降低骨折发生率，因此，抗骨质疏松症药物治疗的成功标志是骨密度保持稳定或增加，并且没有新发骨折或骨折进展。需要说明的是，如果患者在治疗期间发生一次骨折，不能表明药物治疗失败，但提示该患者骨折风险高。如果患者在治疗期间发生再次骨折或者显著的骨量丢失，则需考虑换药或评估继发性骨质疏松症的病因治疗情况。

（2）疗效评价周期　一般在最初 3～5 年治疗期后，应该全面评估患者发生骨质疏松性骨折的风险。但是，不同部位的骨折发生率，药物的起效时间不同，譬如降低非椎体骨折率的药物起效时间是椎体骨折的 2 倍或更长时间。

（3）疗效评价指标　主要包括骨折史、新出现的慢性疾病或用药情况、身高变化、骨密度变化、骨转换生化指标水平等。如患者治疗期间身高仍下降，则须进行胸椎、腰椎 X 线摄片检查。

总结一下，关于抗骨质疏松症药物治疗最常见的四大问题——人物、时间、选择及疗效评价，专业性较强，非特殊情况，建议在临床专科医生指导下进行。

10. 为什么通常情况下双膦酸盐是骨质疏松症初始治疗的首选推荐？

（1）安全有效才是硬道理　首先回顾一下前面的内容，双膦酸盐类药物属于抗骨质疏松症药物"三大金刚"中的骨吸收抑制剂，是目前临床上应用最为广泛的抗骨质疏松症药物。那么，它是如何在众多抗骨质疏松症药物中脱颖而出的呢？其实早在 60 年代末，双膦酸盐类药物就被研发出来，最初用于治疗变形性骨炎，后来又发现可用于治疗肿瘤相关性骨溶解和高钙血症。而近年来开展的大量高质量临床试验证明，双膦酸盐类药物在防治骨质疏松症方面疗效确切，低剂量时即可抑制骨吸收，其在降低脊椎骨折发生率以及治疗绝经后骨质疏松症的有效性方面优于其他类抗骨质疏松症药物，且总体安全性较好。因此在多数情况下，成为了临床首先选用的一种抗骨吸收药物。

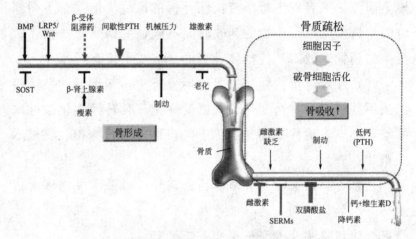

线段越粗，所起作用越大

（2）选对人很重要　必须说明的是，这里说的通常情况下的抗骨质疏松症药物治疗，主要包括：①绝经后骨质疏松症；②男性骨质疏松症；③糖皮质激素诱发的骨质疏松症，且没有双膦酸盐类药物使用禁忌的人群。

 11. 双膦酸盐类药物不适用于哪些患者？

尽管双膦酸盐类药物总体安全性较好，但由于其本身独特的理化性质，此类药物对人体的胃肠道、肾脏、下颌骨以及骨骼本身等多种脏器功能仍存在潜在的风险，安全起见以下人群不建议选用：①对双膦酸盐过敏者；②儿童；③孕妇；④有胃及十二指肠活动性溃疡、反流性食管炎、功能性食管活动障碍者；⑤栓塞性病变者；⑥有出血倾向；⑦有严重口腔疾病或需要接受牙科手术的患者；⑧骨折急性期（骨折后至少 2 周内）；⑨低钙血症。此外，肾功能不全患者一定要在医生指导下慎重用药。

如果患者合并维生素 D 缺乏症或其他继发性骨质疏松性疾病，使用双膦酸盐类药物的作用会明显减弱，关键需要对因治疗。

 12. 目前已有的双膦酸盐类药物包括哪些?

20 世纪 90 年代以来，在已开发合成的 30 多种双膦酸盐类药物中，已有 10 余种应用于临床。目前国内批准用于骨质疏松症治疗的主要包括：阿仑膦酸钠、唑来膦酸、利塞膦酸钠、伊班膦酸钠、依替膦酸二钠和氯膦酸二钠等。其抑制骨吸收的强度依次为：依替膦酸二钠＜氯膦酸二钠＜阿仑膦酸钠＜利塞膦酸钠＝伊班膦酸钠＜唑来膦酸钠。剂型包括口服和静脉两种，其中口服剂型又包括日服和周服两种。具体剂型和用法用量如下（表 8.3）。

表 8.3　常用双膦酸盐类药物剂型和用法用量

药品名称	剂型	用法用量
阿仑膦酸钠	阿仑膦酸钠片	70 毫克/片，口服每次 1 片，每周 1 次；10 毫克/片，口服每次 1 片，每日 1 次
	阿仑膦酸钠肠溶片	70 毫克/片，口服每次 1 片，每周 1 次；10 毫克/片，口服每次 1 片，每日 1 次

续表

药品名称	剂型	用法用量
阿仑膦酸钠	阿仑膦酸钠 D₃ 片	阿仑膦酸钠 70 毫克和维生素 D_3 2800 国际单位或者阿仑膦酸钠 70 毫克和维生素 D_3 5600 国际单位，口服每次 1 片，每周 1 次
利塞膦酸钠	利塞膦酸钠片	5 毫克/片，口服每 1 片，每日 1 次
	利塞膦酸钠胶囊	5 毫克/片，口服每次 1 片，每日 1 次
依替膦酸二钠	依替膦酸二钠片	0.2 克/片，口服每次 1 片，每日 2 次
	依替膦酸二钠胶囊	0.2 克/粒，口服每次 1 粒，每日 2 次
氯膦酸二钠	氯膦酸二钠胶囊	200 毫克/粒，口服每日 2 粒；严重或已发生骨痛时，每日 8 粒，分两次服用
	氯膦酸二钠注射液	300 毫克/支，静脉滴注，每日 1 支
唑来膦酸	唑来膦酸注射液	5 毫克/瓶，静脉滴注，每年 1 次
伊班膦酸钠	伊班膦酸钠注射液	1 毫克或 2 毫克/支，每次 2 毫克静脉滴注，每 3 个月 1 次

注：以上为药物治疗骨质疏松症时的常规用法用量，不包括肝肾功能不全等特殊情况下的用法用量，具体服用方法以说明书和医嘱为准。

13. 双膦酸盐类药物中哪种最好？

如前所述，目前发现且临床应用中抗骨吸收活性最强的药物是唑来膦酸。如果以依替膦酸的抗骨吸收活性为 1 计

138

算，唑来膦酸可达 10000～100000。但是不同药物之间的作用和应用比较，不能单从抑制骨吸收强度方面进行，还需要考虑药物的适用对象、使用方法、不良反应、治疗依从性以及经济条件。

使用对象方面，尽管双膦酸盐类药物可以治疗骨质疏松症，但其实不同的药物，其适用人群仍然是略有区分的，目前仅有氯膦酸钠是被我国批准用于各种类型骨质疏松症治疗。

此外，有的药物是口服，有的是静脉注射，价格不相同，患者用药反应以及接受程度亦不同，能否坚持治疗很关键。有些患者口服用药，胃肠道不适症状明显，此时可以选择静脉制剂。有些时候为了避免患者出现骨骼肌肉疼痛反应，临床医生可能在最初给予患者低剂量口服双膦酸盐治疗，两周脱敏后，再考虑为每周 1 次的服药剂量和方法。因此，可以说没有最好，只有最合适。建议在临床专科医生指导下，根据自身情况理性选择。

 ## 14. 口腔手术前后能使用双膦酸盐类药物吗？

王阿姨因糖尿病入院治疗，住院期间查出骨质疏松症，医生准备给王阿姨口服阿仑膦酸钠治疗。通过询问病史发现王阿姨经常牙齿发炎，就建议王阿姨先去口腔科进行检查，可是王阿姨不太理解，觉得自己的牙齿发炎和用不用阿仑膦酸钠之间没有关系，口腔检查只会延长自己的住院时间，真的是这样吗？

双膦酸盐类药物对面部的下颌骨可能产生有潜在的危险，所以选用双膦酸盐治疗之前最好常规进行口腔检查，以避免或减少药物诱发的下颌骨相关不良反应的发生。像王阿姨这种情况，长期存在牙齿炎症，可能需要进行拔牙等口腔手术，这时就不宜马上进行双膦酸盐类药物治疗，而是推迟直到口腔治疗结束之后。此外，对伴有糖尿病、牙周病、使用糖皮质激素、免疫缺陷、吸烟等已经开始双膦酸盐药物治疗的患者，需要进行复杂侵入性口腔手术时，建议暂停双膦酸盐治疗 3～6 个月后，再实施口腔手术。术后 3 个月如无口腔特殊情况，方可恢复使用双膦酸盐类药物治疗。

15. 为什么使用双膦酸盐类药物有那么多讲究?

我国目前常用的 4 种双膦酸盐类口服制剂包括阿仑膦酸钠、利塞膦酸、依替膦酸和氯膦酸盐。双膦酸盐类口服药物本身就不易被肠道吸收，当与食物尤其是含钙食物同服时，吸收率更低，因此给药必须与进食分开。临床一般建议，如果每日 1 次或每周 1 次用药，至少在早餐前 30 分钟给药，应用白开水送服（其他饮料包括矿泉水，有可能降低药物吸收），服药 1 小时后方可进餐或饮用含钙饮料；如果一日两次用药，应按上述方法服用第一个剂量，第二个剂量应在餐间服用，时间应安排在进食、饮水（白开水除外）或口服其他任何药物 2 小时之后、1 小时之前。

此外，为了尽快将药物送至胃部，降低对消化道，尤其是对食管的刺激，建议喝水量不能少于 200 毫升，且在服药后至少 30 分钟内和当天第一次进餐前，避免躺卧。因此，不应在就寝时及清晨起床前服用。

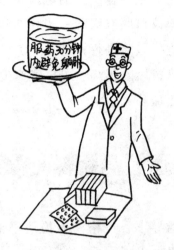

静脉制剂主要包括唑来膦酸、伊班膦酸和氯膦酸盐。由于此类药物主要在肾脏排泄，为避免或减轻对肾脏的负担，静脉输注药物前后尽可能多饮水，并静脉补液，输注速度不宜过快，唑来膦酸至少在 15 分钟以上，伊班膦酸和氯膦酸盐需静滴 2 小时以上。

 16. 双膦酸盐类药物多长时间起效？能长期用吗？

双膦酸盐类药物一般用药后 24～48 小时内即可发挥抑制骨吸收作用。但是，骨骼重建周期一般需要 4 个月左右，因此需经 3～4 个月治疗，骨骼内部才能达到新的平衡。

双膦酸盐类药物在体内代谢慢，作用时间长，停用后，其抗骨质疏松作用仍可能保持数年之久。但随着用药时间的延长，其发生药物罕见不良反应的风险会增加，因此，目前国内的主流观点建议口服双膦酸盐治疗 5 年，静脉双膦酸盐治疗 3 年，应对骨折风险进行评估，如为低风险，可考虑停用双膦酸盐；如骨折风险仍高，可以继续使用双膦酸盐或换用其他抗骨质疏松症药物。

 17. 双膦酸盐类药物的不良反应有哪些?

尽管在医生指导下，严格参照说明书指示的方法用药，仍然会有一部分患者出现用药后的不适，最常见的就是胃肠道反应，包括上腹疼痛、反酸等症状，不过一般停药后即可缓解。首次口服或静脉输注阿伦膦酸钠、唑来膦酸、利塞膦酸和伊班膦酸的部分患者，可能出现一过性发热、骨痛和肌痛等类流感样症状，大多在用药 3 天内明显缓解，症状明显者可用解热镇痛药对症治疗。此外，如在开始治疗的 5～10 天内，发现皮肤过敏，也应尽快停药，必要时及时就诊。如果口服药物期间，出现吞咽困难或疼痛，胸骨后疼痛或新发胃灼热或胃灼热加重，应立即停药并及时就诊。

对于长期使用双膦酸盐类药物的患者（3 年以上），一旦出现大腿或者腹股沟部位疼痛，应尽快前往医院就诊，进行相关影像学检查（具体检查在医生指导下进行），排除非典型股骨骨折风险，必要时立即停止使用双膦酸盐等抗骨吸收药物。

18. 为什么降钙素类药物能用于骨质疏松症的治疗?

降钙素顾名思义会降低血钙,从表面上理解似乎跟骨质疏松症的治疗是背道而驰的,但是仔细琢磨一下,就不难发现,正因为其抑制了破骨细胞的生物活性和减少了破骨细胞的数量,从而阻止骨量的丢失并增加骨量,才降低了血钙,因此,降钙素也跟双膦酸盐一样,属于抑制骨吸收类的抗骨质疏松症药物。

 19. 降钙素类药物的适应人群有哪些?

降钙素类药物除了能阻止骨量的丢失并增加骨量,它的另一大突出特点是能明显缓解骨痛,对骨质疏松性骨折或骨骼变形所致的慢性疼痛以及骨肿瘤等疾病引起的骨痛均有效,因而临床更适合有疼痛症状的骨质疏松症患者。

但对降钙素类药物成分过敏的患者禁用。由于降钙素可能通过胎盘,因此孕妇不宜使用,以防止胎儿低钙血症和继发性甲状旁腺功能亢进的发生。哺乳期亦不推荐使用。

 20. 不同降钙素类药物如何选用?

目前国内已有的降钙素类药物主要包括三种制剂:鳗鱼

143

降钙素注射液、鲑鱼降钙素注射液和鲑鱼降钙素鼻喷剂。鳗
鱼降钙素与鲑鱼降钙素之间，同一种药物注射剂和鼻喷剂之
间的疗效相近，可在临床专科医生指导下选用。儿童骨松症
患者可以选用鲑鱼降钙素治疗，但一般治疗时间不能超过几
周。常见降钙素类药物的用法用量如下（表 8.4）

表 8.4　降钙素类药物的用法用量

药物名称	用法	用量
鲑鱼降钙素注射液	皮下或肌内注射	每日 50 单位或隔日 100 单位，遵医嘱调整剂量
鲑鱼降钙素鼻喷剂	喷鼻	每日或隔日 100/200 单位，单次或分次给药
鳗鱼降钙素注射液	肌内注射	每周 20 单位，或遵医嘱

21. 降钙素类药物的使用注意事项有哪些?

　　总体而言，降钙素总体安全性良好，胃肠道反应为最常
见的不良反应，少数患者使用后出现面部潮红、恶心等不良
反应，偶有过敏现象。所以怀疑对降钙素过敏的患者应考虑
在治疗前进行皮肤试验，例如有多种过敏史及对很多药物过
于敏感的患者。

　　由于降钙素是一种降低血钙和血磷的激素，因此用于治
疗骨质疏松症时，宜同时补充钙制剂和维生素 D。

　　降钙素类制剂应用疗程要视病情及患者的其他条件而
定，一般不宜长期应用。不同降钙素类药物的用药注意事项

如下（表8.5）。

表 8.5　不同降钙素类药物的用药注意事项

药物名称	注意事项	使用周期
鲑鱼降钙素注射液	①本品有可能发生过敏反应,怀疑对其过敏者应考虑使用前做皮试 ②本品可能导致疲劳、头晕和视物模糊,用药期间不宜驾驶和操作机器	一般不超过 3 个月
鲑鱼降钙素鼻喷剂	慢性鼻炎患者应定期检查,因为鼻黏膜发炎时可增加机体对本品的吸收	
鳗鱼降钙素注射液	①易发生皮疹、红斑、荨麻疹等过敏反应的患者、支气管哮喘患者或其他既往史患者慎用本品 ②本品有增加垂体肿瘤发生率风险,不得长期无序用药	用药以 6 个月为 1 个周期

22. 绝经激素治疗的优点是什么?

　　绝经激素治疗主要包括雌激素疗法和雌孕激素补充疗法。说到雌激素,通常人们只知道它是女性荷尔蒙。其实雌激素也是人体内的一种骨吸收抑制因子。雌激素缺乏是导致绝经后骨质疏松症的首要病因,低雌激素状态可导致骨量丢失,绝经后补充雌激素可以减少雌激素不足引起的骨量丢失,并能纠正与雌激素不足有关的其他健康问题,包括中老年女性比较关心的更年期综合征等。此外,无心血管病危险因素的女性,60 岁以前或绝经不到 10 年开始激素治疗,可能对其心血管有一定的保护作用。

23. 绝经激素治疗的缺点有哪些？

首先说明，绝经妇女正确使用绝经激素治疗，总体是安全的。但是，以下几点还是值得人们特别关注。

（1）子宫内膜癌 对有子宫的妇女长期只补充雌激素，研究证实可能增加子宫内膜癌的风险。

（2）乳腺癌 研究表明，单用雌激素治疗，发生相关乳腺癌的风险很低，但需要注意的是雌激素联合孕激素治疗 5 年后，发生相关乳腺癌的风险可能有所增加。

（3）绝经激素治疗有轻度增加血栓的风险。

（4）体重增加。

24. 用还是不用绝经激素治疗？

鉴于对绝经激素治疗的综合分析，目前绝经激素治疗主要适用于骨折风险高的、相对较年轻的绝经后妇女，特别是伴有潮热、盗汗等绝经症状的患者，即抓住 3 个关键点：①低骨量和骨质疏松症；②年龄在 60 岁以下；③伴有更年期相关症状。

年龄超过 60 岁的妇女，一般不建议采用绝经激素治疗。对于有妊娠、未明确诊断的异常生殖道出血、急性栓塞性静脉炎或血栓栓塞性疾病、已知或怀疑有乳腺癌或子宫内膜癌、急性肝病，以及近期有过心肌梗死、脑血管意外和短暂性脑缺血发作等患者禁用。哺乳期妇女慎用。

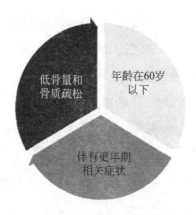

 25. 如何正确使用绝经激素治疗？

（1）明确治疗的利与弊。

（2）绝经早期开始使用（＜60岁或绝经10年之内）。

（3）应用最低有效剂量。

（4）治疗方案个体化。

（5）局部问题采用局部治疗。

（6）坚持定期（一般为每6个月）随访和安全性监测（尤其是乳腺和子宫）。

（7）激素替代治疗一般不超过5年，是否继续用药，应根据每位妇女的特点，每年进行利弊评估。

 26. 天然雌激素比合成雌激素更好吗？

天然雌激素的化学结构类似于人体生理性的雌激素，优点

147

在于对肝脏的代谢影响较弱，易于监测血雌激素水平。天然雌激素主要包括雌二醇、雌酮、雌三醇和结合雌激素，目前临床用于预防和控制骨质疏松症较为广泛的是雌二醇和结合雌激素。

不过天然雌激素也有缺点，譬如口服在胃肠道吸收少，易被灭活，作用持续时间短。而合成类激素，通过结构改造，在这方面弥补了天然雌激素的不足，譬如尼尔雌醇，口服吸收后储存于脂肪，缓慢释放，为长效雌激素。

27. 为什么除了雌激素，还要服用孕激素？

很多患者可能会有这样的疑惑，既然雌激素缺乏是绝经后骨质疏松症的主要病因，那单独补充雌激素就可以，为什么还要补充孕激素呢？这是因为自 20 世纪 70 年代以来，研究表明对有子宫妇女补充雌激素的同时适当补充孕激素，子宫内膜癌的风险不再增加。所以，有子宫的妇女应用雌激素治疗时必须联合应用孕激素，以对抗子宫内膜增生，降低子宫内膜癌的危险。单用雌激素治疗仅适用于子宫切除不需要保护子宫内膜的妇女。

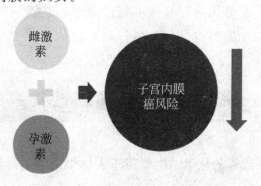

28. 雌激素如何与孕激素联用?

雌激素与孕激素联用，孕激素的用量需随雌激素的用量而变化。可分为以下两种联用方法：①雌-孕激素序贯应用，模拟生理周期，在用雌激素的基础上每月加用孕激素 10～14 天，包括周期性和连续性两种方案。相较于周期性方案，连续序贯方案更便于患者使用。雌-孕激素序贯应用后，阴道出血率高但较规律，因此适用于年龄较轻、绝经早期能够接受周期性阴道出血的妇女；②雌-孕激素连续联合应用，雌-孕激素每日联合使用，更适应于年龄较大，不愿有周期性阴道出血的妇女。雌激素与孕激素联用用药方案及阴道出血情况如下（表 8.6）。

表 8.6　雌激素与孕激素合用方案及阴道出血情况

雌激素与孕激素合用方式		用药方案	阴道出血情况
雌-孕激素序贯应用	周期性	每月停药 4～7 天,在每月的前 25 天,每日使用雌激素,孕激素通常加用在周期的第 12～16 天,25 天后雌-孕激素均停用	患者通常发生阴道出血
	连续性	每日使用雌激素,在每月的第 1～14 天或每月最后的 10～14 天加用孕激素	阴道出血通常发生在孕激素使用 10 天后
雌-孕激素连续联合应用		雌-孕激素每日联合使用	用药半年内常有不可预料的阴道出血

此外，在孕激素的选择方面，有研究表明与合成的孕激素相比，微粒化黄体酮和地屈孕酮与雌二醇联用，患乳腺癌的风险更低。

 29. 为什么除了服用雌激素，还要服用雄激素？

有些女性患者发现，自己使用的治疗药物中不仅有雌激素和孕激素，而且还有雄激素，这是为什么呢？绝经后妇女体内雄激素水平下降，仅为青年期的 50%。研究发现，椎骨骨质疏松的绝经后妇女与正常绝经后妇女相比，其雌激素水平相似，而雄激素水平降低，可见雄激素在绝经后骨量维持中也发挥了重要作用。临床研究表明，雄激素加入激素替代治疗可预防骨丢失和刺激骨形成，有利于骨质疏松症的预防和治疗。

 30. 植物雌激素能否用于绝经后骨质疏松症治疗？

植物雌激素来源于植物，化学结构与生理雌激素相似，对阻止因人体雌激素缺乏导致的骨丢失有一定效果。但其作用机制较为复杂，在体内作用时间短，要维持稳定的植物雌激素血浆浓度需要持续分次补充。正常水平的植物雌激素摄入对人体无害，也就是说一般剂量是安全的，膳食中补充的植物雌激素无明显毒副作用。但大剂量补充时可能出现副作用，如老年人认知能力可能下降，影响生育能力等。因此，植物雌激素可以预防绝经后骨质疏松症，但因其作用有限，故不能作为主要治疗药物，并且不能大剂量使用。

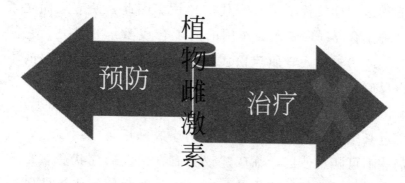

植物雌激素主要包括三类化合物：异黄酮类、香豆素类和木脂素类。异黄酮类化合物主要存在于豆类食物，香豆素类化合物主要存在于发芽植物（如豆芽中），木脂素类化合物分两种，主要来源于豆类、水果、蔬菜以及亚麻类食品。植物雌激素化合物及其来源见下（表 8.7）。

表 8.7　植物雌激素分类和各自食物来源

异黄酮类		木脂素类			香豆素类	
豆科植物	大豆食品	谷类	水果/种子	酒类	豆芽	草类
大豆	豆奶	小麦	苹果	啤酒	苜蓿	车轴草
扁豆	豆粉	麦芽	凤梨	玉米酿造酒	—	—
蚕豆	豆腐	大麦	亚麻子	—	—	—
菜豆		黑麦/燕麦	葵花子	—	—	—
豌豆		大米	茴香	—	—	—

 31. 绝经激素治疗中"三体合一"的药物是谁？

尽管前文我们介绍的是雌激素防治骨质疏松症，但其实理想的激素替代治疗中，并不仅仅只有雌激素，孕激素、雄激素一样发挥了不可替代的作用。因此，便应运而生了一种集合孕-雌-雄激素作用的人工合成激素替勃龙。它能有效防治绝经后骨质疏松症而且未发现对血脂有明显的不良反应，无不规则阴道流血。替勃龙对乳腺和子宫内膜无刺激作用，也未观察到有静脉血栓和心血管事件的发生。不过必须强调的是，尽管替勃龙疗效确切且服用安全，但仍然不可随意使用，临床建议只有在绝经后症状严重影响生活质量时才开始使用替勃龙，并且至少应每年评估风险和利益，只有利益大于风险方可坚持治疗。

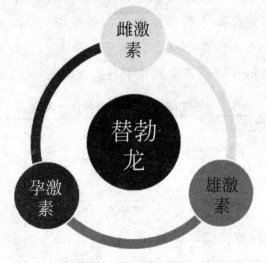

替勃龙的使用方法：起始治疗时，自然绝经的妇女应在末次月经至少 12 个月后开始服药治疗。如为手术绝经，可立即开始服用替勃龙治疗。如果从雌-孕激素序贯联合治疗转换为替勃龙治疗，应从完成先前治疗方案后一天开始治疗。如果从雌-孕激素连续联合应用方案转换，则随时可以开始服用替勃龙治疗。

32. 常用的激素类药物的用法用量及注意事项是什么?

常用的激素类药物的用法用量及注意事项见表 8.8。

表 8.8　常用的激素类药物

药物名称	分类	用法用量	是否联合孕激素	注意事项
结合雌激素（倍美力）	天然雌激素	每次 1 片,可采用不间断的连续疗法或周期性用药方案（如连续服药 20～25 天,随后停药 5～6 天）	保留子宫者后 7～10 天加用孕激素	漏服的药片可在 24 小时内补服,按照补服的时间,后续按时吃药;漏服超过 24 小时,则忽略漏服剂量,正常服用下一剂量
戊酸雌二醇（补佳乐）			保留子宫者,每月至少服用 12 天的孕激素	
尼尔雌醇（维尼安）	合成雌激素	1 次 2 毫克,每 2 周 1 次;症状改善后维持量为 1 次 1～2 毫克,每月 2 次。3 个月为 1 个疗程	保留子宫者,每 2 个月给予孕激素 10 天	
戊酸雌二醇/雌二醇环丙孕酮（克龄蒙）	雌-孕激素复方制剂	每天 1 片,服 21 天。前 11 天服用每片仅含雌激素药物,后 10 天服用雌孕激素复方药物	无须额外加用孕激素	漏服的药片应在 24 小时内服用,以免发生阴道出血;如果出现间断性出血,继续服药以避免出现更严重的出血。如果出血持续,应进行全面的妇科检查

153

续表

药物名称	分类	用法用量	是否联合孕激素	注意事项
替勃龙（利维爱）	雌-孕-雄激素复方制剂	一次 1 片，1 日 1 次	无需额外加用孕激素	漏服如果未超过 12 小时应尽快补服漏服剂量；如已超过 12 小时，则忽略漏服剂量，正常服用下一剂量。漏服会使出血的可能性升高

 ## 33. 骨质疏松症时应如何进行绝经激素治疗的疗效监测？

关于绝经激素治疗的效应监测，临床最常用的检测武器就是骨密度检查，但评价周期至少在半年或 1 年以上。除此之外，如果激素替代治疗有效，3～6 个月后骨吸收指标的改变会先于骨形成指标。因此，在有条件的情况下，建议可通过监测骨转换指标来做早期预测，以便及时调整治疗方案。

由于雌激素与子宫内膜癌、乳腺癌、血栓性疾病和胆囊疾病有关，其中雌激素使用者最关心的是子宫内膜癌和乳腺癌风险，因此，在雌激素治疗期间应定期做 B 超检查以监测子宫内膜，乳腺红外线和钼靶 X 线照相检查乳腺。告知患者如有乳腺变化，应及时就诊。

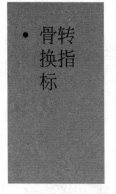

一般情况下，建议绝经患者激素开始治疗 1～3 个月内复诊，之后每 3～6 个月随访，进行治疗方案再评估。如果出现异常的阴道流血或其他不良反应，应随时复诊。

34. 男性骨质疏松症和老年男性骨质疏松症可以用雄激素治疗吗？

如同绝经后骨质疏松症患者是由于雌激素水平降低而导致骨量丢失一样，男性骨质疏松症，尤其是老年男性骨质疏松症，雄激素缺乏是引起骨形成不足和骨丢失加速的重要病因。因此从理论上分析，缺什么补什么，可谓是对因治疗。可是目前的临床研究显示，睾酮用于老年男性的疗效尚不确定，长期用药可能诱发前列腺增生，故男性患者首选药物治疗仍然是二膦酸盐类药物。根据患者病情亦可选用降钙素、甲状旁腺激素、锶盐等。由于雄激素治疗尚存在争议，因此须在专科临床医生指导下选用，切不可自行用药。

 35. 雷洛昔芬是不是雌激素？

如果您看了前文绝经后激素治疗的内容，就应该发现雌激素类药物中没有提到雷洛昔芬。它是属于一种叫作选择性雌激素受体调节剂类的药物，其特点是选择性作用于雌激素的靶器官——雌激素受体，通过与之结合，在不同组织，不同生理状态下发挥类似或拮抗雌激素的不同生物效应，因此称为调节剂。

雷洛昔芬作为目前国内唯一上市，且被批准用于预防和治疗绝经后骨质疏松症的选择性雌激素受体调节剂（仅适用于绝经后女性），在骨骼与雌激素受体结合，可发挥类雌激素的作用，抑制骨吸收，增加骨密度，降低椎体骨折发生的风险；而在乳腺和子宫则发挥拮抗雌激素的作用，因而相对不刺激乳腺和子宫。对于骨量低下的年龄较轻的绝经后妇女，如果绝经症状不明显（如潮热、出汗），相较于雌激素类药物，可优先考虑雷洛昔芬治疗。

雷洛昔芬推荐用法为每日 1 次，每次 60 毫克，服用时间不受进餐限制，无需额外加用孕激素。不过如果同时服用考来烯胺，则建议在考来烯胺服用前 1 小时或服用后 4～6 小时服用雷洛昔芬，以降低考来烯胺对雷洛昔芬的吸收干扰。

雷洛昔芬总体安全性良好，少数患者服药期间会出现潮热和下肢痉挛症状，因此，潮热症状严重的围绝经期妇女暂时不宜选用。由于国外有研究报道该药有轻度增加静脉栓塞的危险性，尽管目前国内尚未见类似报道，但谨慎起见有静脉栓塞病史及有血栓倾向者，如长期卧床和久坐者禁用。由于雷洛昔芬主要经肝脏代谢，有肝功能不全患者不推荐使用。

36. 雷洛昔芬治疗期间为何出现子宫出血？

雷洛昔芬治疗期间，最常见的子宫出血原因是子宫内膜萎缩和良性内膜息肉，一般不引起子宫内膜增生，不增加子宫癌、卵巢癌和绝经后出血方面的风险。但是由于目前雷洛昔芬无法保证对乳腺和子宫内膜完全无雌激素样作用，因此，雷洛昔芬治疗期间的子宫出血都应请临床专科医生做好全面检查。有原因不明的子宫出血及子宫内膜癌患者禁用。

37. 甲状旁腺素类似物治疗骨质疏松症的特点是什么？

在甲状腺左右两叶背面还有一个人体非常重要的器官，那就是甲状旁腺。甲状旁腺的主要功能为分泌甲状旁腺激素（PTH），负责调节机体内钙、磷的代谢。甲状旁腺素类似物（PTHa）是当前促骨形成的代表性药物，国内已上市的药物是特立帕肽。间断使用小剂量特立帕肽能刺激成骨细胞活性，促进骨形成，增加骨密度，改善骨质量，降低椎体和非椎体骨折的发生风险。

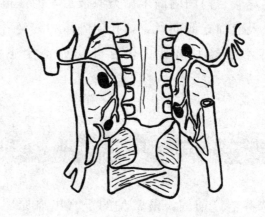

图中四个小黑点是甲状旁腺

PTHa 抗骨质疏松症治疗有以下 2 个特点：①持续应用促成骨作用会减弱，临床试验证明其有效降低骨折的时间最长为 30 个月，中位数时间为 19 个月，停药后骨密度会逐渐下降，因此停药后必须加用抗骨吸收类药物；②治疗作用会受其他抗骨质疏松症药物的影响，与双膦酸盐类药物合用的疗效较单独应用 PTHa 疗效差。

患者对特立帕肽的总体耐受性良好，临床常见的不良反应为恶心、肢体疼痛、头痛和眩晕。但由于价格昂贵，目前一般应用于严重骨质疏松症或对其他抗骨质疏松症药物不耐受的患者。使用特立帕肽一定要在临床专科医生指导下应用，用药期间应监测血钙水平，防止高钙血症的发生。治疗时间不宜超过 24 个月，停药后应序贯使用抗骨吸收药物治疗，以维持或增加骨密度，持续降低骨折风险。

38. 雷奈酸锶的使用注意事项有哪些?

锶是人体不可缺少的一种必需的微量元素，但却鲜为人知。人体所有的组织内都含有锶，它是人体骨骼和牙齿的正常组成部分，在骨骼的形成中发挥重要作用。雷奈酸锶是一种人工合成的锶盐，可同时作用于成骨细胞和破骨细胞，具有抑制骨吸收和促进骨形成的双重作用，可降低椎体和非椎体骨折的发生风险。

由于锶的化学结构与钙和镁相似，因此不宜与钙和食物同时服用，以免影响药物吸收。一般推荐睡前服用，最好在进食2小时之后服用。此外，雷奈酸锶应尽量避免与口服四环素和喹诺酮类药物（如左氧氟沙星）同时服用。

雷奈酸锶药物总体安全性良好。常见的不良反应包括恶心、腹泻、头痛、皮炎和湿疹，一般在治疗初始时发生，程度较轻，多为暂时性，可耐受。具有高静脉血栓风险的患者，包括既往有静脉血栓病史的患者，以及有药物过敏史者，应慎用雷奈酸锶。同时，需要关注该药物可能引起心脑血管严重不良反应。临床建议雷奈酸锶仅用于治疗骨折高危的绝经后女性的严重骨质疏松症。用药期间应进行定期评估，如果患者出现了心脏或循环系统问题，例如发生了缺血性心脏病，外周血管病或脑血管疾病，或高血压未得到控制，应停用雷奈酸锶。存在某些心脏或循环系统问题，例如脑卒中和心脏病发作史的患者，不得使用本药物。

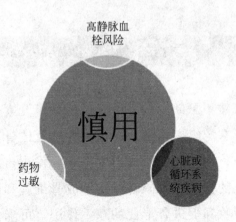

 39. 含有四烯甲萘醌的保健品也能用于骨质疏松症治疗吗？

　　四烯甲萘醌是维生素 K_2 的一种同型物，因其可促进骨形成，并有一定抑制骨吸收的作用，能够轻度增加骨质疏松症患者的骨量，因此可作为骨质疏松症的辅助药物治疗。一般建议饭后服用（空腹服用吸收较差），但是禁用于合并服用华法林的患者（维生素 K_2 会减弱华法林的作用）。如果您使用保健品中含有四烯甲萘醌，建议注意其中含量及用法用量。

 40. 中药治疗骨质疏松症靠谱吗？

　　关于这个问题的答案，往往分为两派。一派认为西药不良反应多，中药更安全，另一派认为西药成分确切，而中药疗效不确定。其实，大可不必非黑即白。关于西药治疗骨质疏松症的疗效及安全性，笔者前面已经解答了很多问题，接下来说一说中药。

前文提到，根据中医药肾主骨，脾主肌肉及气血不通则痛的理论，治疗骨质疏松症以补肾益精、健脾益气、活血祛瘀为基本治法。中药治疗骨质疏松症多以改善症状为主，只要是经临床证明安全有效的中成药可按病情选用。目前研究表明，可改善骨质疏松症证候的，且药物有效成分较明确的中成药主要包括骨碎补总黄酮、淫羊藿苷。此外，中药古方青娥丸、六味地黄丸、左归丸、右归丸及国家食品药品监督管理总局批准具有改善骨质疏松症证候的中成药（多含有蛇床子、淫羊藿、熟地黄、骨碎补、杜仲等中药组分），均可在专科临床医生的指导下选用。

不过中药制剂并非绝对安全，服药期间，建议忌辛辣、生冷、油腻食物，服用人工虎骨粉期间多饮水。感冒发热患者不宜用药，有高血压、心脏病、肝病、糖尿病及肾病等慢性病严重者，应在医师指导下服用。近年来有关服用含有补骨质成分的中药导致肝损伤的报告较多，因此建议有肝病的骨质疏松症患者禁用该类药物。此外，由于骨质疏松症的防治需长期服用中药制剂，部分患者尚需合并使用西药治疗，因此须高度关注药物的安全性问题，定期随访。

 41. 联合用药是否更佳？

骨质疏松症如同其他慢性疾病一样，不仅要长期个体化治疗，也可能需要药物联合治疗。可是到底您的骨质疏松症是否需要联合治疗，或者怎样联合治疗，那可不能随意。总体来说，联合使用骨质疏松症治疗药物，应评价潜在的不良反应和治疗获益，此外，还应充分考虑药物费用。联合治疗方案包括同时联合方案及序贯联合方案。根据药物作用机制和特点，对联合用药暂做以下建议。

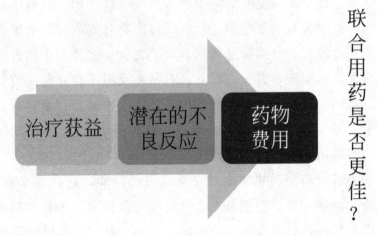

联合用药是否更佳？

治疗获益　潜在的不良反应　药物费用

（1）同时联合方案　指的是在钙剂及维生素 D 基础上，同时加用骨吸收抑制剂或骨形成促进剂或者中药。一般不建议联合应用相同作用机制的药物，比如两种骨吸收抑制剂联合应用，也不建议甲状旁腺素类似物等骨形成促进剂和骨吸收抑制剂联合应用。其他特殊情况需在临床专科医生指导下进行。

（2）序贯联合方案　相较于同时联合方案的严苛，序贯联合的应用领域则显得宽松许多，特别是以下情况需要考虑药物序贯治疗：①某些骨吸收抑制剂治疗失败，疗程过长或存在不良反应时，可选用其他类型的抗骨质疏松症药物；

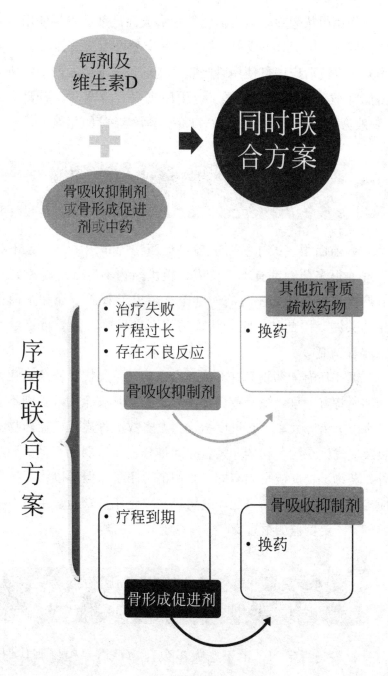

②在使用甲状旁腺激素类似物等骨形成促进剂后序贯使用骨吸收抑制剂，由于骨形成促进剂的推荐疗程仅为 18～24 个月，此类药物停药后应序贯使用骨吸收抑制剂，以维持之前治疗所取得的疗效。值得注意的是，应用序贯联合方案时，需要定期（一般为每年 1 次）评估疗效，以决定后续治疗的疗程和剂量。

42. 令人无比焦虑的抗骨质疏松症药物不良反应有哪些？

在前面很多关于抗骨质疏松症药物的介绍中，大家不难发现，很多药物都有不良反应，担忧药物不良反应是患者及家属本能的反应，不过有时甚至于超出了对适应证和正面作用的关注，因此如何正确认识药物不良反应，需要重点给大家解释清楚。

几乎所有的药物都有不良反应，而并不是抗骨质疏松症类药物所特有。只要是治疗药物，总体上都是安全的，否则不会被批准上市，大家不必过度担忧。大多数抗骨质疏松症药物不良反应发生在用药初始，随着时间推移慢慢减弱乃至消失。此外，药物不良反应是固有的，我们消灭不了，但可以将不良反应控制在安全范围。因此，三句口诀要记牢：禁忌、注意事项要遵守，定期监测很重要，选择专业医生更放心。

43. 肝肾功能不全会对抗骨质疏松症药物治疗产生影响吗？

答案是肯定的。由于绝大多数药物都需要经肝脏代谢，肾脏排泄，因此当肝肾出现功能异常时，药物就可能在体内无法很好地发挥作用或者产生蓄积，还有些药物本身容易对肝脏、肾脏产生影响，所以肝肾功能不全患者在选用抗骨质疏松症药物治疗时需要慎重。下面针对不同种类抗骨质疏松症药物在肝肾功能不全患者中的使用注意事项总结归纳如下（表8.9）。

表8.9　肝肾功能不全患者选用抗骨质疏松症药物的注意事项

药物种类	肝功能不全	肾功能不全
钙剂	正常用法用量	慎用
1,25-二羟维生素 D_3	正常用法用量	正常用法用量
二膦酸盐类	正常用法用量	轻至中度肾功能不全的患者不需要调整剂量,严重的肾功能不全患者不推荐使用
降钙素类	慎用	正常用法用量
雌激素类	活动性或慢性肝功能不全,肝脏疾病者禁用	正常用法用量
雷洛昔芬	肝功能减退包括胆汁瘀积者禁用	严重肾功能减退者禁用
特立帕肽	慎用	中度肾功能不全者慎用,严重肾功能不全者禁用
雷奈酸锶	正常用法用量	严重肾功能不全者慎用
中药	慎用	慎用
四烯甲萘醌	正常用法用量	注意监测肾功能

44. 保健品可以治疗骨质疏松症吗？

　　首先必须明确的是保健品不是药品，这个问题笔者在第五章钙质与骨质疏松症中已经讲到。目前市面上的保健品，多数内部成分主要包括钙、维生素 D、维生素 K，因此可以在一定程度上可以起到预防骨质疏松症，或者骨质疏松症辅助保健的作用。但如果是诊断为骨质疏松症，那么该用药的时候还是得靠药物治疗，保健品无法替代药品而发挥治疗疾病的作用。此外，女性骨质疏松症很重要的一个原因是体内的雌激素水平下降，导致更年期以后骨量出现断崖式下降，所以部分保健品中可能含有雌激素，但是所含的雌激素种类以及含量较难确定，存在一定的安全风险。还有些保健品中含有中药成分，有些中药成分是有抗骨质疏松症作用的（详见本章第 40 问），但还有很多可能存在滥竽充数的嫌疑，辨别起来需要火眼金睛。因此，一般不建议选用保健品辅助治疗骨质疏松症，如果选用，一定要仔细阅读产品成分说明，最好在医生指导下选用。

　　那么如何辨别产品到底是药品还是保健品呢？目前很多保健品也可在药店售卖，很多老百姓尤其是上了年纪的老人较难辨别。在这里教大家一招简单又保险的鉴别方法，不管这个产品的名称如何，在哪里购买，只要是药品一定会有批准文号，即国药准字＋1 位字母＋8 位数字，如果在产品外包装上，找不到国药准字的标识，那么就一定不是药品，您可一定要擦亮双眼。

45. 海外代购的药品是否比国内的药品更好?

首先，目前抗骨质疏松症治疗的绝大多数种类药品，国内均已上市。钙和维生素 D 类药物，市面品种繁多，不同制剂之间存在一定差别（具体参见前文），不论国产还是进口，关键在于认清成分，合理使用。二膦酸盐类药物中的个别品种，如依替膦酸、替鲁膦酸、帕米膦酸等国内虽然没有上市，但有同类可替代药品，在疗效及安全性比较方面，上述国外药品并没有显示出明显优势。人源化单克隆抗体——迪诺塞麦目前已被美国 FDA 批准治疗有较高骨折风险的绝经后骨质疏松症，但在国内尚未上市，治疗前必须纠正低钙血症，长期应用可能会过度抑制骨吸收。因此这些药物都须在专科临床医生指导下使用。

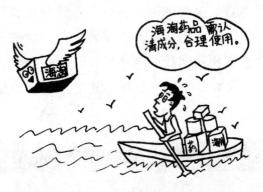

此外，我国药品监管部门对药品实行涵盖研发、生产、经营、使用等各环节的全生命周期监管。海淘药品无论是个人自用，还是代购销售，均需接受相关部门的监管，不可任

性而为，建议慎之又慎。如果想服用海淘、代购的国外药品，建议事先咨询专业医生，通过正规渠道购买，不要轻易相信海淘药。

46. 老年性骨质疏松症治疗有何特殊推荐？

鼓励老年患者多喝牛奶，多晒太阳，每天晒太阳的时间宜为 20～30 分钟或以上。低钠、高钾、高钙饮食不仅适合骨质疏松症的防治，对高血压、冠心病等也有益处。提倡戒烟忌酒。体力活动以中度为宜，推荐项目包括步行、踏板操、太极、八段锦和五禽戏等，最好是在社区内组织集体锻炼，减少摔倒和骨折风险。

老年性骨质疏松症不宜长期使用抗骨吸收药物，药物用量要低，用药期间需严密观察可能发生的不良反应。老年性骨质疏松症患者的成骨细胞功能减退，骨形成和骨吸收均减少，因此必要时可选用具有促进成骨细胞功能的药物，如甲状旁腺激素类似物和锶盐。老年男性骨质疏松症伴有明显性功能减退者，可在专科医生指导下选用雄激素治疗。

47. 特发性青少年骨质疏松症如何治疗？

特发性青少年骨质疏松症的治疗特别强调体力运动，因为运动可促进骨形成，提高骨密度，但不可过度，以免造成骨损伤。在治疗药物选择上，青少年患者即使有严重的骨质疏松症，也应首先考虑基础药物（钙剂和维生素 D）。多数儿童对骨化三醇有良好的反应，尤其适用于血维生素 D 水平降低的青少年。因此，注意补充饮食中的钙和维生素 D，积极参加体育运动等生活方式的改善有助于患者的康复。

目前针对儿童双膦酸盐类药物的使用还是存在争议的。一般认为，在青春期发育完成前，要尽量避免使用双膦酸盐治疗低骨量，仅建议限用于反复肢体骨折的儿童。降钙素对一般特发性青少年骨质疏松症的疗效不明。

 48. 糖皮质激素性骨质疏松症如何治疗？

徐大爷近期被诊断为系统性红斑狼疮，医生建议他长期服用糖皮质激素泼尼松（强的松）片，同时服用钙剂和维生素 D。徐大爷觉得吃的药太多，又嫌药费太贵，出院后就偷偷自行停用了钙剂和维生素 D，结果半年后就出现了骨折，这是为什么呢？

近年来，随着风湿免疫性疾病、血液系统疾病等患病率的增高，很多患者需要长期服用糖皮质激素以控制病情，其中糖皮质激素性骨质疏松症是其最为严重的不良反应之一。虽然糖皮质激素停用后，骨密度可增高，骨折风险会下降，但是在糖皮质激素长期使用过程中仍不可避免会带来骨质疏松和骨折的副作用。

因此，无论成人还是儿童，如需长期服用糖皮质激素（如泼尼松、泼尼松龙、倍他米松、地塞米松等），应尽早进行骨折风险的初始评估，至少应在糖皮质激素开始后的 6 个月内进行。推荐所有接受糖皮质激素治疗的患者生活方式做到均衡饮食，合理体重，戒烟，定期负重或抗阻力训练；每日摄入 1000～1200 毫克钙剂和 600～800 国际单位维生素 D；药物治疗方面，一般情况下首选口服双膦酸盐，安全，花费少，不过具体治疗方案在需要专科临床医生指导下进行。

49. 炎症性肠病（IBD）相关性骨质疏松症如何治疗？

李大妈患 IBD 多年，既往有反流性食管炎和脑梗死，近一周突发腰背疼痛，体检除弯腰受限，其他均无异常。子女带李大妈到医院检查后发现，腰椎压缩性骨折，诊断为严重骨质疏松症。医生给用了降钙素、钙剂和骨化三醇治疗。3 个月后李大妈自觉症状明显改善，复查的血钙、25-（OH）D$_3$ 也都升高，达标。

李大妈这次的骨折不是突如其来，而是潜伏已久，因为 IBD 是发生骨折的危险因素，而 IBD 相关性骨质疏松症就是指 IBD 引起的一种骨质疏松症，应当早期调整生活方式，积极预防。治疗方面，除了常规补充钙剂和维生素 D，用药期间应注意定期监测血钙和尿钙水平。和其他类型骨质疏松症不同的是，由于 IBD 患者常伴有食管炎、反流性食管炎及活动性胃及十二指肠病变，二膦酸盐类药物的临床应用受到限制。而降钙素类药物，因具有较好的中枢镇痛作用，因而更适合有疼痛症状的 IBD 相关性骨质疏松症患者。

50. 康复治疗在骨质疏松症治疗中有何重要的作用?

对于绝大多数骨质疏松性骨折的患者而言，除了外科和药物治疗外，康复锻炼应在术后尽早进行。以期更好地恢复患者受伤前的运动状态，预防心血管和肺部并发症。同时，术后尽早进行康复锻炼还能加快肌肉力量的恢复，避免肌肉萎缩，促进骨折愈合，有利于患者术后功能恢复以及生活质量的提高。目前针对骨质疏松症的康复治疗主要包括运动疗法、物理因子治疗、作业疗法及康复工程等。

（1）运动疗法 运动疗法简单实用，不仅可增强肌力与肌耐力，改善平衡、协调性与步行能力，还可改善骨密度，维持骨结构，降低跌倒与脆性骨折风险等，发挥综合防治作用。治疗性运动项目推荐详见前文相关内容。运动疗法需遵循个体化，循序渐进，长期坚持的原则。不同于一般的骨质疏松症患者，骨质疏松性骨折患者的运动锻炼要注意少做躯干屈曲，旋转动作，因为骨质疏松性骨折早期应在保证骨折断端稳定性的前提下，加强骨折邻近关节被动运动（如关节屈伸等）及骨折周围肌肉的等长收缩训练等，以预防肺部感染、关节挛缩、肌肉萎缩及失用性骨质疏松症；后期应以主动运动，渐进性抗阻运动及平衡协调与核心肌力训练为主。

（2）物理因子治疗 脉冲电磁场、体外冲击波、全身振动、紫外线等物理因子治疗可增加骨量；超短波、微波、经皮神经电刺激、中频脉冲等治疗可减轻疼痛；对骨质疏松性骨折或者骨折延迟愈合可选择低强度脉冲超声波，体外冲击波等治疗以促进骨折愈合。神经肌肉电刺激、针灸等治疗可增强肌力，促进神经修复，改善肢体功能联合治疗方式与治疗剂量需依据患者病情与自身耐受程度选择。

（3）作业疗法　作业疗法以针对骨质疏松症患者的康复宣教为主，包括指导患者采用正确的姿势，改变不良生活习惯，提高安全性。作业疗法还可分散患者注意力，减少对疼痛的关注，缓解由骨质疏松症引起的焦虑、抑郁等不利情绪。

（4）康复工程　行动不便者可选用拐杖助行架等辅助器具，以提高行动能力，减少跌倒发生。此外，可进行适当的环境改造如将楼梯改为坡道，浴室增加扶手等，以增加安全性。骨质疏松性骨折患者可佩戴矫形器，以缓解疼痛，矫正姿势，预防再次骨折等。

 51. 骨质疏松症患者是否需要进行心理治疗？

近年研究发现，心理治疗对骨质疏松症也具有较好的效果，所以心理状态的调整日益受到医学界的重视。骨质疏松症症状的轻重与人的心理状态关系密切。胸怀广阔、心情愉快、性格豁达者症状往往较轻，治疗效果也好；心胸狭窄、性格怪僻、心情压抑者症状常显得较重，治疗效果也显得较差。因此，骨质疏松症患者需要调整心理状态。

参考文献

［1］ 徐苓.骨质疏松症［M］.上海：上海科学技术出版社，2011.

［2］ 肖建德.实用骨质疏松学［M］.北京：科学出版社，2004.

［3］ 余叶蓉.内分泌与代谢疾病［M］.北京：人民卫生出版社，2012.

［4］ 中华医学会骨质疏松和骨矿盐疾病分会.原发性骨质疏松症诊疗指南
（2017）［J］.中国实用内科杂志，2018，28（2）：127-150.

［5］ 中国营养学会.中国居民膳食营养素参考摄入量（2013版）［M］.北京：科
学出版社，2014.

［6］ 金小岚.2016年意大利临床内分泌学家学会骨质疏松的药物治疗立场声明
解读［J］.药品评价，2017，14（9）：13-16.

［7］ 周建烈，刘忠厚.补充钙和维生素D防治骨质疏松症的全球临床指南进展
［J］.中国骨质疏松杂志，2017，23（3）：371-380.

［8］ 中华医学会骨质疏松和骨矿盐疾病分会骨与关节学组，中国医师协会骨科
医师分会骨质疏松工作委员会.骨质疏松性骨折围手术期干预指南［J］.中
华骨质疏松和骨矿盐疾病杂志，2018，11（5）：438-448.